首都国医名师“大师1+1”丛书·第一辑

周霭祥血液病诊治思想及临证集萃

全日城　郭小青　胡乃平　胡晓梅　主编

北京科学技术出版社

图书在版编目（CIP）数据

周霭祥血液病诊治思想及临证集萃／全日城等主编. —北京：北京科学技术出版社，2021.2
（首都国医名师“大师1+1”丛书. 第一辑）
ISBN 978-7-5714-1396-5

Ⅰ.①周… Ⅱ.①全… Ⅲ.①血液病-中医临床-经验-中国-现代 Ⅳ.①R259.52

中国版本图书馆CIP数据核字（2021）第026118号

策划编辑：侍 伟 吴 丹
责任编辑：吴 丹
责任校对：贾 荣
装帧设计：异一设计
责任印制：李 茗
出 版 人：曾庆宇
出版发行：北京科学技术出版社
社　　址：北京西直门南大街16号
邮政编码：100035
电　　话：0086-10-66135495（总编室）　0086-10-66113227（发行部）
网　　址：www.bkydw.cn
印　　刷：三河市国新印装有限公司
开　　本：710mm×1000mm　1/16
字　　数：160千字
印　　张：10.75
版　　次：2021年2月第1版
印　　次：2021年2月第1次印刷
ISBN 978-7-5714-1396-5

定　　价：49.00元

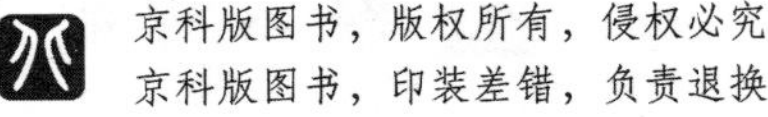

·编委会·

主　审　周霭祥

主　编　全日城　郭小青　胡乃平
　　　　胡晓梅

编　委　（按姓氏笔画排序）
　　　　吕　妍　全日城　刘　驰
　　　　刘为易　杨秀鹏　肖海燕
　　　　张姗姗　陈　卓　胡乃平
　　　　胡晓梅　郭小青

前言

“老牛自知夕阳晚，不用扬鞭自奋蹄”，这是周霭祥教授晚年的座右铭，从中可见其一生孜孜不倦的求学精神和勤勤恳恳的工作态度。周霭祥教授对中医血液病学的贡献是业内所公认的，也是留给我们后辈的莫大财富。

血液病病情凶险，治疗难度大，患者生活质量较差。中医对血液病的诊治有其独特性，但临床上一般采用西医疗效标准，因此，中西医结合治疗血液病是血液病临床和科研的一个重要方向。周霭祥教授认为，在探究有效的中西医结合治疗血液病的方案时，创新是关键。从治疗再生障碍性贫血最早倡导“从肾论治”“补肾填精”，到创立青黄散探索中药治疗恶性血液病，始终离不开他勇于创新的精神。因此，创新是周霭祥教授学术思想中最宝贵的财富，也是年轻医生需要传承和发扬的学术精神。

本书介绍了周霭祥教授70余年来从事血液病工作的临证经验、诊疗思路，总结了他治疗血液病的学术思想，为更好地传承和发扬老专家宝贵的学术思想奠定基础。

全书共八章。第一章主要介绍周霭祥教授生平及从医经历；第二章主要介绍周霭祥教授对血液病生理病理的认识，以及临证施治思想、科研思路等；第三章主要结合周霭祥教授自拟方，详述其创新思想的形成脉络；第四、第五、第六章详述周霭祥教授用中医思路诊治再生障碍性贫血、白血病、紫癜病、紫癜风的临证经验；第七章介绍周霭祥教授诊治血液病常用的对药；第八章介绍周霭祥教授临床诊治血液病的典型医案。

周霭祥教授直至耄耋之年仍对工作兢兢业业，坚持临床诊疗工作。在本书的编写过程中，他也亲力亲为，悉心指导，仔细校正。虽然周霭祥教授已仙逝，但他留下的诊治血液病的宝贵经验将始终启发后学，为中医血液病学的百花齐放贡献力量。

编　者

2020 年 12 月

·目录·

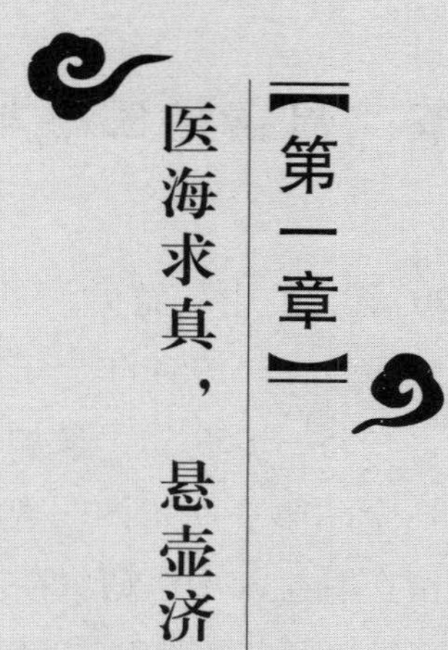

第一章

医海求真，悬壶济世

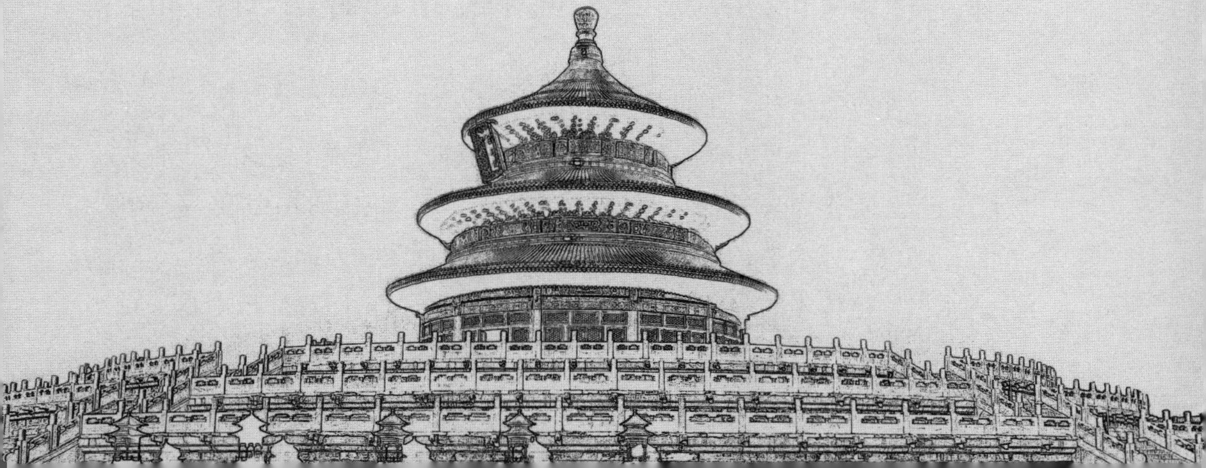

第一节　周霭祥医路与成就

周霭祥（1926—2020），男，中共党员，江西省樟树市人。我国著名中医、中西医结合血液病专家。1954 年，于湖南医学院（原湘雅医学院）医疗系本科毕业。1955—1958 年，参加卫生部中医研究院（现中国中医科学院，下同）全国第一期“西医离职学习中医研究生班”，系统学习中医，毕业后留在卫生部中医研究院西苑医院（现中国中医科学院西苑医院，以下简称“西苑医院”）工作。工作期间曾两次到北京协和医院进修。1962 年，与同事共同创建西苑医院血液病实验室和血液病科，并任室主任与科主任。后西苑医院血液病科被国家中医药管理局定为“全国中医血液病医疗中心”，周老为学科带头人。1982 年，周老退休，仍留医院工作。周老是中国中医科学院荣誉首席研究员、主任医师、教授、博士研究生及博士后导师，首都国医名师，全国老中医药专家学术经验继承工作指导老师，享受国务院政府特殊津贴。

周老曾任中国中医科学院及西苑医院专家委员会委员及学位评审委员会委员，中国中西医结合学会血液学专业委员会主任委员及名誉主任委员，中华医学会北京分会血液学分会委员，《中华血液学杂志》编委，《中国中西医结合杂志》编委，《白血病 · 淋巴瘤》杂志编委，《国外医学：输血及血液学》杂志编委，《中医杂志》英文版编委，《中华内科杂志》《中医杂志》《中国医药学报》等杂志、报纸的审稿专家，国家自然科学基金项目评审专家，第一军医大学（现南方医科大学）客座教授，中国中医科学院学术委员会委员，中央保健会诊专家，中华医学会医疗事故技术鉴定专家等。

在他任血液病科主任期间，该科室拥有病床 50 余张及血液病实验室，当时在全国中医界有如此规模的血液病科，可以说少之又少。他认为，西苑医院作为全国中医血液病医疗中心，是国家级的中医医疗科研单位，不仅中医水平必须在国内领先，而且在西医学方面也要赶上国内先进水平，这样才能有自己的优势。当时西苑医院西医诊疗技术水平较低，要提高西医水平，一是要培养人才，二是要充实自己的实验室，为此周老又去北京协和医院血液内科进修 1 年。此前在 1959—1961 年，他曾在北京协和医院内科进行协作科研，同时进修西医内科。进修回来后，周老先后派出多名主治医师职称以上的医生到北京各大西医医院及位于天津的中国医学科学院血液病医院（中国医学科学院血液学研究所）进修。骨髓移植是治疗恶性血液病的先进手段，周老率先在西苑医院建立可支持骨髓移植的层流病房，派出进修的医生中有专门学习骨髓移植的，回来后开展了这项工作，这使西苑医院血液病治疗的整体水平大大提高。在实验室方面，周老不仅引进了实验室技术人员，还购买了各种先进仪器。在几代人（之后两代科室主任都是周老的研究生）的努力下，西苑医院血液病实验室逐步具备了造血干细胞培养、细胞免疫学、分子生物学、细胞遗传学等先进的实验研究技术，不仅能解决疑难血液病的诊断问题，而且能配合临床科研做药物筛选、药物的作用机制、毒理实验等研究。2002 年，国家中医药管理局评定西苑医院血液病实验室为全国中医科研三级实验室。西苑医院血液病实验室能发展到如此规模，周老功不可没。

我国的西医血液病学全面系统，是由国外引入的具有世界性的学科。西医血液病工作者有大量国内外资料可参考，有现成的经验可学，而中医血液病学的相关资料除唐容川的《血证论》外，只散见于历代医书的血证、虚劳、癥积、瘰疬等内容中，既不全面也不系统，即便是《血证论》也远远没有反映出血液病的全貌，所以研究中医血液病学没有系统的经验可学，可谓难上加难。面临这种情况，是知难而进，还是遇难而退？周老选择了前者，他发奋图强，一方面博览中医古籍，一方面重视临床实践，几十年来一直在医疗科研第一线，从未间断。

经过边实践、边探索、边总结，周老用中医手段治疗血液病的经验与日俱增，治疗规律也逐渐形成。例如，治疗再生障碍性贫血主张重点补肾，其次补脾，兼补气血。治疗骨髓增生异常综合征参考再生障碍性贫血的治法，有原始细胞增多者加用解毒抗癌药。治疗溶血性贫血，在溶血发作期以清热利湿为主，兼补气血、益脾肾；稳定期重点补气血、益脾肾，加用清热利湿退黄之品以祛余邪。治疗缺铁性贫血，以皂矾为核心，结合益气补血、调理脾胃药。治疗巨幼红细胞贫血，宜补气血、益脾肾。治疗真性红细胞增多症及血小板增多症，以活血化瘀为主要治则。白血病，急性者多有正虚邪实，周老主张祛邪与扶正相结合，早期以祛邪为主、扶正为辅，晚期以扶正为主，佐以祛邪，祛邪包括解毒抗癌，扶正为补养气血、调理阴阳；慢性者应以活血化瘀、解毒抗癌为主，佐以扶正。恶性淋巴瘤早期宜祛瘀散结、解毒抗癌，佐以扶正；晚期宜益气血、补肝肾，结合祛瘀散结、解毒抗癌。多发性骨髓瘤宜解毒抗癌、固肾补血。白细胞减少症宜用益气血、补脾肾法。骨髓纤维化宜活血化瘀、益气血、补脾肾。原发免疫性血小板减少症急性期或出血明显者宜凉血止血、清热解毒、益气摄血；慢性期以益气补血、健脾补肾为主，佐以止血。过敏性紫癜急性期宜清热解毒、凉血止血；慢性期宜凉血止血、健脾补肾。周老平日治病，一般都按照这些法则。

对一些常见血液病，周老不仅有自己的一套治疗法则，还在实践中摸索出一系列有效方药，经临床验证有效，如治疗急性和慢性髓性白血病用青黄散；治疗慢性再生障碍性贫血、骨髓增生异常综合征和白细胞减少症用五补方；治疗各种骨髓增殖性疾病，如慢性粒细胞白血病、真性红细胞增多症、原发性血小板增多症和骨髓纤维化，用化瘀消癥汤；治疗过敏性紫癜用凉血解毒汤。周老分别在《中国中医药报》及《名医名方录》上发表了应用这些方剂的经验。

周老的治疗经验还体现在 11 个结合上：中医与西医相结合，辨病与辨证相结合，扶正与祛邪相结合，益气与补血相结合，活血与行气相结合，滋阴与温阳相结合，治本与治标相结合，理论与经验相结合，治病与防病相结合，辨证论治与专病专药相结合，临床与科研相结合。

周老治疗血液病经验丰富，经他治好的如再生障碍性贫血和急性白血病等疑难重症的患者遍布全国。他的患者很多，有一半是全国各地慕名而来的。在未退休前，他经常应邀去外地会诊，经他之手治愈的血液病患者，在病愈后都与周老保持着联系，这对周老而言不仅是一个很大的鼓舞和精神安慰，更是对他医术的肯定。

西苑医院血液病科在周老的带领下，不仅在临床医疗方面取得患者好评，而且在科研方面也取得了令人瞩目的成绩。在科研单位如何开展工作？临床科研如何选题？周老的答案是普遍治疗、重点研究。在来诊和住院的患者中，再生障碍性贫血和白血病患者最多。对于这两种病，西医也没有完全治愈的方法，于是周老确定了这两种病作为研究重点，其中再生障碍性贫血又为重中之重。

中医治疗再生障碍性贫血从何入手？周老认为再生障碍性贫血是骨髓造血功能衰竭的疾病，要治疗此病，必须用药物促进造血功能的恢复。什么方药能在这方面有作用呢？第一阶段，周老想到中医“肾主骨生髓”的理论，于是初步确认要从补肾入手。但中医补肾的方药很多，所治的疾病也很广，而再生障碍性贫血又是西医的病名，中医无此病名的记载，故只能从古代医书中寻找治疗与再生障碍性贫血症状类似的补肾方药。当年周老在老中医朱颜的带领下与同事一起寻求古训，从古代医书《太平惠民和剂局方》中找到补肾方菟丝子丸，此方主治肾气虚损、五劳七伤、目眩耳鸣、心悸气短等，书中所描述症状颇与再生障碍性贫血的症状相似，但是该方药味多，有的药还不易找到，于是周老将原方进行增减，减去一些与治疗再生障碍性贫血无关及不易找到的药物，增加几味更适合治疗再生障碍性贫血的药物，命名为“大菟丝子饮”。将此加减方试用于治疗再生障碍性贫血。经过对84例再生障碍性贫血的治疗观察，有效59例，有效率为70.2%，确有一定疗效。周老应用加减后的大菟丝子饮治疗再生障碍性贫血开创了补肾法治疗再生障碍性贫血的先河，首战告捷，并获1978年全国医药卫生科学大会奖，相关文章发表在《中华医学杂志》1975年第55卷第10期第708页及1977年1月《中华医学杂志》英文版。第二阶段，周老又将该方去粗存精，加以改进，方名不变。进一步对再生障碍性贫血进行临床观察和实验研究，共治疗患者140例，有效115例，有效率为82.1%，比第一阶段的疗效有明显提高。此课题获1985年度中国中医研究院（现中国中医科学院，下同）科技成果二等奖以及1986年度全国（部级）中医药重大科技成果乙级奖，相关论文发表在《中华血液学杂志》1986年第3卷第8期第492页。1986年，中日血液学学术会议上中日双方学者就此研究进行了大会交流。第三阶段，周老为了推广科研成果，适应全国患者的需要，申请了“七五”国家科技攻关计划项目课题，将大菟丝子饮再一次做了调整，使其更能切合再生障碍性贫血病情，并将汤剂改为片剂，改名为益肾生血片。用其治疗再生障碍性贫血 106 例，有效 87 例，有效率为 82.1%，保持了与汤药相同的疗效。实验研究结果表明，益肾生血片治疗再生障碍性贫血有效是通过促进骨髓造血干细胞的增殖、提高机体免疫力、提高抗感染能力等来实现的。此课题获 1997 年度中国中医研究院科技成果二等奖，临床研究的文章发表在《中国中西医结合杂志》1998 年第 10 期，实验研究的文章发表在该杂志 1999 年第 3 期。这一系列的综合研究，获得了 2007 年中国中西医结合学会科学技术奖。

白血病是一种恶性肿瘤，周老认为，毒邪（包括物理、化学、生物毒素等）入血伤髓引起血瘀，瘀血不去则新血不生，故而出现白血病诸症。治疗要解毒化瘀兼扶正。如何解毒化瘀？20 世纪 70 年代，受古代医书启发，周老发现青黛可消肿散瘀、凉血解毒，雄黄可解百毒、消积聚、化腹中瘀血，决定将两药制成散剂名青黄散，制成片剂名青黄片。相关研究先从治疗慢性粒细胞白血病入手，最初治疗 25 例，完全缓解 18 例，部分缓解 7 例，缓解率 100%。该课题获 1980 年度中国中医研究院科技成果二等奖，临床研究论文发表在《中国中西医结合杂志》1981 年第 1 期，实验研究论文发表在《中华血液学杂志》1984 年第 1 期。20 世纪 80 年代初，周老又将青黄散的应用范围扩大，用于治疗急性白血病，从普遍治疗中发现该方对急性早幼粒细胞白血病有良好效果，研究论文发表在《上海中医药杂志》1986 年第 2 期。有了这些发现后，周老于 20 世纪 80 年代曾向中国中医研究院申请科研课题，虽然周老有用西药解砷毒的办法，惜评审者认为雄黄毒性大，未予通过。青黄散虽未能被正式研究，但一直在临床应用，现在其应用又扩展到治疗骨髓增生异常综合征。20 世纪 90 年代后期，青黄散得以在全国推广应用。

周老共发表论文百余篇，其中 90% 以上在核心期刊上发表，如《中华医学杂志》中文版及英文版、《中华内科杂志》《中华血液学杂志》《国外医学：输血及血液学分册》《中国中西医结合杂志》《中医杂志》等。主编及参编医书 25 种，其中与邓成珊合作主编的《当代中西医结合血液病学》曾获1998年度中国中医研究院科学进步二等奖及1999年度国家中医药管理局（部级）科技成果三等奖。参编《临床血液学》和《邓家栋临床血液学》，这两部书的主编是我国西医血液病学界的泰斗——中国医学科学院邓家栋教授等，编委都是我国西医血液病学界的著名专家，在中医血液病学界，唯独周老参与了相关内容的编写。周老在《中华血液学杂志》连任五届编委，在《白血病·淋巴瘤》杂志连任四届编委，还担任过《国外医学：输血及血液学分册》杂志的编委等。这些足见周老在血液病学界的学术影响和地位。

周老曾在国内外参加过多次学术会议，每次都在大会上做学术报告。值得一提的是，1980年他受美国加州大学邀请去旧金山参加国际血液病学术会议，并在大会上用英语做了关于中医治疗血液病的报告，大会后又在旧金山及夏威夷几所大学做学术报告，深受好评。20世纪80年代初期，中医界的专家去美国进行学术交流的不多，周老的报告加深了美国民众对中医的了解。

周老共培养博士后及博士、硕士研究生9名，传承徒弟2名。其中除1名博士研究生毕业后去了美国外，其他10名在国内均已成才，都已成长为主任医师、教授，有6名担任科室主任，有的是硕士及博士研究生导师、学科带头人，他们在医、教、研方面取得了显著成绩。其中麻柔教授还享受国务院政府特殊津贴，杨宇飞、王意忠是周老的博士研究生，均当选2006年"北京首届优秀中青年中医师"。此外，在20世纪70—80年代全国西医学习中医的高潮时期，周老共培养"西学中"学生不下千人，遍布全国。北京医科大学（今北京大学医学部）举办了一期"西学中"班，学员中有教授、副教授，聘请周老担任专职教员，从讲课到实习，历时年余，学员们毕业后，该校又将周老与其他老师们共同编写的"西学中"专用《中医学讲义》，给多个"西学中"班使用。

周老自幼勤奋好学，自小学至中学学习成绩一直名列前茅，高中时期因成绩优异、处事正派，在同学中威望很高，被选为学生会主席。1946年高中毕业，那时国立大学非常难考，各大学都是独立招生，录取率很低，不到10%，优秀学生往往被多所大学录取。周老当年报考了3所国立大学，全部录取了他。周老在大学期间受到良好的西医学教育，由于他酷爱学习，全班同学推举他当班长，但他怕行政事务影响学习而拒绝了。在工作岗位上，他刻苦钻研，责任心强，勤勤恳恳，一丝不苟，对自己、对别人都提倡“三严精神”，即严肃、严格、严密，这种精神贯穿在他的学习、工作、医疗、科研和教学中。由此亦可见，周老的成才是必然的。

第二节　周霭祥治病经验

周老行医70余年，先系统学习过西医，后系统学习过中医，是一名中西医结合的医生。

医生的工作是治病救人。治疗是医生与疾病做斗争的方式，在治疗方面，周老常常运用中医、西医两种方式。周老认为中医、西医各有理论指导，在治疗方法上，西医多直接针对病情治疗，中医除直接针对病情外，还有间接治疗，直接与间接相结合，常能提高疗效，例如，对贫血的治疗，除用补血药外，还要加用补气药，这是受阴阳互根互用、阳生阴长理论的指导；对阳亢的患者除用潜阳药外还要加育阴药，这是受阴平阳秘理论的指导，等等。上述例子中，补血、潜阳是直接治疗，益气、育阴是间接治疗。治疗方法就是医生的治病经验，周老根据从医几十年的临床经历将治病经验归纳为11个结合。现介绍如下。

一、中医与西医相结合

中医和西医均有丰富的理论支持，有丰富的治疗方法及治疗药物，治疗疾病上各有优势，可以说是医药界的两强。

我们和疾病做斗争，疾病是我们的敌人，敌人的实力有大有小，有强有弱，应根据敌人力量的不同，即疾病的轻、重的不同，采取相应的治疗对策。对于轻病、易治的病采取单一的兵种，用中医或西医进行治疗，不动用两支力量。比如治疗缺铁性贫血，可采用西医的补铁治疗，也可采用含有皂矾的中药进行益气补血、调理脾胃的中医治疗。只是西医治疗的患者中，有一部分因不能耐受铁剂的胃肠道反应（胃痛、便秘等）而被迫停药。此时，中药治疗则显示出其优势所在，既可对因治疗，也可对症治疗，从源头上解决缺铁的问题，而且无胃痛、便秘等消化道不良反应。然而对于重病、危病及难治的病，单一兵种，孤军作战则难以克敌制胜。这种情况下，需要动用中医和西医两支力量，即中西医结合，犹如对待一场难度大的战争，只用陆、海、空单一的兵种战胜不了敌人，如果陆、海、空联合作战就有可能打败敌人。采取中西医结合治疗要根据病种进行选择。比如急性再生障碍性贫血，西医有优势。使用抗人胸腺细胞免疫球蛋白（ATG）/抗人淋巴细胞免疫球蛋白（ALG）治疗，有效率可达60%～70%，但5～10年的复发率高，在33%以上。而中医的随后干预，不仅可以提高治疗的有效率，且疗效深度明显拓深：远期疗效好，长期生存者在70%以上，且复发率低。西苑医院血液病科开创了采用ATG等免疫抑制剂结合滋肾生血法治疗急性再生障碍性贫血100余例，有效率高达83%，复发率仅为8.7%，中西医结合所治疗患者的生存质量得到显著提高。

周老认为作为中西医结合的医生，要秉着“能中不西，先中后西，不是凡病都中西医结合”的治疗原则，以免造成医疗资源的浪费。中西医结合的方式，则是多种多样的，可以共同攻击同一目标，也可分阶段治疗同一疾病，可分别治疗患者身上的不同疾病，也可用中药防治西药的副作用等。

二、辨病与辨证相结合

辨病是指医生根据患者的临床症状、体征、检查报告，诊断患者所患的疾病，出具下一步的治疗方案。辨证则是医生对通过望、闻、问、切等途径得出的临床表现进行辨证，然后确定治疗方法，开具治疗处方的过程。辨病与辨证相结合的方式实际上就是中医与西医相结合的方式。我们在诊疗时常常会遇到血液病患者同时罹患2种以上疾病，主诉一大堆的情况，在这种情况下，周老认为，首先应根据患者的主要临床表现明确是哪种血液系统疾病，同时了解患者患有哪些基础疾病；然后判断哪个病是目前的主要矛盾，如果是血液系统疾病，再明确其他疾病的轻重缓急，治疗上是单用中医或西医，还是中西医结合。这样才能主攻方向明确，针对性强。四诊合参，进行辨证，再遣方用药。用西药及中药汤剂治疗血液系统疾病时，同时要兼顾其基础疾病。如果认为其他疾病在短期内已成为患者的主要矛盾，严重影响其生存期，而血液系统疾病暂时危害不了其生命时，可先转其他专科医生处解决其主要矛盾。切不可将几种疾病的主诉混杂在一起进行辨证论治，这样不仅辨证时抓不住主要矛盾，而且治疗时药力分散，打不到要害。比如一个发热的糖尿病患者来就诊，患者白细胞、血红蛋白、血小板均重度减少。这时需要做骨髓穿刺及活检、染色体检查、肺部 CT 等检查，以明确诊断。同时急需控制其发热，并采取输血或血小板等对症处理。此时患者的主要矛盾是粒细胞缺乏状态、重度肺部感染，危及患者生命，须中西医结合，积极抗感染治疗；对于急性再生障碍性贫血之贫血、出血等仅需积极对症处理，与家属沟通，为进行 ATG 或骨髓移植治疗进行准备；对于糖尿病，则续服控制药物即可。

三、益气与补血相结合

血是人体脉管内具有濡润滋养作用的赤色液体，是构成人体和维持人体生命活动的基本物质之一，为饮食物经脾胃消化吸收的水谷精微变化而成。《灵枢·营卫生会》载“中焦亦并胃中，出上焦之后，此所受气者，泌糟粕，蒸津液，化其精微，上注于肺脉，乃化而为血”，由此可见，脾胃在血液生成中起关键作用，饮食营养的优劣和脾胃运化功能的强弱，直接影响着血液的化生。长期的摄入不足，或脾胃运化功能的失调，均可导致血液的生成不足，形成贫血。另外“精血同源”，精与血之间互生互化。精藏于肾，血藏于肝。精气充盈，则血有所充；血量充盛，则精有所资。

对于贫血的患者，补充造血原材料固然重要，但还需促进患者自身造血。只一味地为其补充造血原材料或输血，而患者自身不能造血，则输进体内的血液维持不了多久，血细胞还会减少，所以必须促进患者自身造血。如何促进其造血？临证过程中我们发现贫血的患者单纯补血效果极差，越是服用滋阴补血药物，其脾胃越胀满不适。这是为什么呢？

患者因贫血而导致脾胃功能差，再加上补血药属阴，多滋腻碍胃，不易被消化吸收，而形成了痰湿食积，进一步影响造血，故单纯补血效果较差。

《温病条辨》谓："故善治血者，不求之有形之血，而求之无形之气。"中医认为气为阳，血为阴，阳生则阴长；且气血是互根互用的，气为血之帅，血为气之母，补血当先补气。气化是血液生成的动力，一定要在补血药中加上补气药，如黄芪、党参等，这样就能起到补血造血的作用，标本兼顾，补而不滞。血虚患者若只补气不补血，则缺乏生血之源，单纯的益气药亦难以起到促进生血的作用，例如当归补血汤，补气药黄芪与补血药当归有机结合就能起到阳生阴长的作用。

四、滋阴与温阳相结合

滋阴和温阳涉及中国古代哲学阴阳学说这个领域。中国古代劳动人民在长期的生产劳动及生活中，通过对大自然的观察，发现一切事物都具有正反两个方面，两者既对立又统一，既相反又相成。阴阳学说被先贤运用到中医领域，阐述了人体阴阳变化，以及疾病的治疗方法。《素问·宝命全形论》载，"人生有形，不离阴阳"，《素问·生气通天论》载"阴平阳秘，精神乃治"，《素问·阴阳应象大论》更是提出了"阴阳者，天地之道也，万物之纲纪，变化之父母，生杀之本始，神明之府也"，说明阴阳二气对立统一，互相结合交感，而产生万物。

明代张景岳根据阴阳互根的理论，提出"善补阳者，必于阴中求阳，则阳得阴助而生化无穷；善补阴者，必于阳中求阴，则阴得阳升而源泉不竭"的学说。血液病患者常表现为本虚标实，治疗上应着重补虚固本。对于阴虚患者来说滋阴固然重要，根据"阳生阴长""阴为阳之基，阳为阴之统"的理论，只滋阴不助阳，则阴液无法滋生，犹如植物只有雨露，没有阳光，则生长不茂，所以在滋补阴液的同时要加补阳药。但补阳药偏热偏燥，热与燥容易伤阴，两者合用时，温阳药不能多用与重用，只能轻用少用，这和当归补血汤不同，黄芪补气而不伤血，可以重用多用。阴虚火旺的患者使用少量补肾阳药还可以起到引火归原的作用。对于阳虚患者来说温阳是治本之法，《黄帝内经》记载，

“孤阳不生，独阴不长”，“无阳则阴无以生，无阴则阳无以化”，只温阳易损耗体内阴液，犹如植物只有阳光没有雨露，会枯萎，所以在温阳的时候要加用滋阴的药物。当然补阳时滋阴的药物要少少与之，以免过多伤阳。

五、活血与行气相结合

血液的正常循行，与心有着密切关系，“人心动，则血行诸经”；又与肺朝百脉、肝主疏泄相关。此外，脉道通畅程度、寒热等，更是直接地影响着血液运行的通畅与否及迟速，正如《素问·调经论》所说，“血气者，喜温而恶寒，寒则泣不能流，温则消而去之”。

对于真性红细胞增多症、血小板增多症、肝脾肿大及肿瘤患者来说，血脉瘀滞导致的并发症往往致命，运用活血化瘀药物可起到化解和消散瘀滞的作用。但单用活血化瘀药只起到直接的作用，如果要加大活血化瘀药的力度，则根据“气帅血行”的理论，可在活血化瘀药的基础上加用行气药如香附、郁金，以起到推动血液运行、加速瘀血化解的作用，从而提高疗效。

六、扶正与祛邪相结合

对于恶性血液病，如多发性骨髓瘤、淋巴瘤、急慢性白血病等，肿瘤细胞或白血病细胞本身就会伤害人体正气，而化疗药物在消灭肿瘤细胞及白血病细胞的同时也损害人体正气。此类患者一般都正气虚弱，表现为气血两虚，甚者阴阳两虚，身体虚弱、脏腑受损、免疫力低下。所以在治疗时，要扶正与祛邪相结合。中医祛邪在恶性血液病治疗中往往是解毒抗癌，扶正为补气血、调阴阳、益脏腑。扶正不仅能补益身体、增强体质、提高免疫力，还可以消灭残留的肿瘤细胞和白血病细胞。此外，扶正药还可以减轻化疗药的副作用，保护正常血细胞。周老在治疗恶性血液病时常扶正与祛邪相结合。比如对于以化疗为主要治疗手段的多发性骨髓瘤，由于本病病机是癌细胞大量产生单克隆无免疫能力的异常免疫球蛋白，使正常免疫球蛋白合成减少，加之化疗药物对正常血细胞的杀伤，患者往往免疫力下降，易发多种感染。根据本病的病因病机和临床表现，辨病与辨证相结合，考虑本病气阴两虚为本，痰瘀内蕴为标，故用化疗祛其邪实，中药益气养阴治其本虚，中西医结合，各尽其能。又如慢性粒细胞白血病，我们认为其发病常因毒致瘀，故应解毒祛瘀，曾单纯使用青黄散治疗慢性粒细胞白血病 86 例，结果完全缓解 62 例（72.09%），部分缓解 14 例（16.28%），进步 8 例（9.3%），总有效率 97.67%。所有患者服药 1 周均自觉症状改善。其中肝肿大者 44 例，用药后 39 例肝脏较治疗前缩小或缩至正常；脾肿大者 70 例，治疗后 60 例患者肿大的脾脏完全消退，其余 9 例亦见缩小；脾开始缩小时间平均 15.5 天，缩至最小平均 62.9 天；白细胞数治疗后平均 10.4 天开始下降，降至正常范围平均 54.8 天。观察中发现青黄散不但可以改善慢性粒细胞白血病患者临床症状，而且有消除白血病细胞浸润的作用，对异常增生的白细胞作用非常显著，而对血红蛋白及血小板无显著影响，其主要副作用为消化道症状，从小剂量开始一般可以避免或减轻；其次是皮肤色素沉着，皮肤角化等。

七、治本和治标相结合

治病求本是中医治病的主导思想，即在治疗疾病时，必须辨析疾病的病因病机，抓住疾病的本质，并针对疾病本质采取正确的治法。而“标”和“本”是一个相对的概念，体现了疾病过程中各种矛盾的主次关系。通常情况下，医生需要“治病必求于本”，但在标病甚急，如不及时解决，可危及患者生命或影响本病的治疗时，当采用“急则治其标”的法则，这是紧急情况下的权宜之计。若标病和本病并存或并重，应采用治标、治本兼顾的原则，标本兼治，以成相辅相成之功效。例如对于血小板减少引起出血的患者，血小板减少是病之本，出血是病之标，治疗时若只止血治标，一方面血不易止，另一方面即使有疗效，也不持久，必须在止血治标的同时提升血小板以治本，但若只提升血小板固本，不止血治标，则又存在颅内及内脏出血的风险而危及生命。因此，治标与治本结合才能提高疗效，巩固疗效。

八、辨证论治与专病专药相结合

辨证论治与专病专药相结合的指导思想早在《伤寒论》中就有体现，例如《伤寒论》中的三阳病，太阳病中有不少处方，体现了不同的辨证，但其专药是麻黄或桂枝；少阳病中也有不少处方，但其专药是柴胡；阳明病中也有不少处方，其专病专药，阳明经证是石膏、知母，阳明腑证是大黄、芒硝。三阴病中处方也不少，其专药则是附子、干姜。如今治病的专病专药更多，这就需要在辨证的基础上辨好病。如治疗痢疾用黄连，治疗缺铁性贫血用皂矾，治疗白血病用青黛、雄黄，将辨证论治和专病专药相结合，能更好地提高疗效，比单纯辨证论治效果更好，所以周老非常主张辨证论治与专病专药相结合。

九、治病与防病相结合

治病是指治疗已经发生的疾病，防病则是指防止疾病的发生与发展。

血液病的发生常与疫毒或物理、化学等因素对人体的损伤相关。我们既要治疗已发疾病，同时又要预测疾病的发展转归，先安未受邪之地；同时，要叮嘱患者注意养生，积极防护，防止疾病的复发或进展。这也符合中医上工治未病的思想。举例来说，在治疗急性白血病急性期时使用化疗药物会导致骨髓抑制，因此，应预防性使用抗生素，并叮嘱患者注意个人卫生，防止感染的发生；对于缓解期的患者，因本病病情重，加上化疗药物对身体的损伤，治疗上既要补养气血、调理脏腑阴阳，又要加用解毒抗癌药消灭残留的白血病细胞，防止疾病复发。治疗血小板减少症的患者时，提高血小板数量是首要任务，对血小板严重减少而有出血倾向者，也要在提高血小板数量基础上加用止血药以防治出血。对多发性骨髓瘤的患者，治疗时既要扶正祛邪治本病，又要防止骨髓瘤细胞对骨骼的损伤，治疗时常加保护骨骼的药物如骨碎补、补骨脂等。所以治病与防病相结合，实际是治已病和治未病相结合。

十、理论与经验相结合

周老认为治病要有理论指导，中医治病要以中医理论为指导，同时要有经验的积累。中医宝库中有丰富而系统的理论基础和宝贵的临床经验，经验有前人的也有后人的，有别人的也有自己的。老中医往往既有理论也有经验，年轻的医生往往只有理论指导，临床实践经验不足，应积极向先贤及老中医学习。将理论和临床经验相结合能提高疗效和临床水平。经验的获得除学习他人外，还可通过多实践、勤思考，善于总结来积累。

十一、临床与科研相结合

周老认为，作为一个科研型的临床医生，思想要开阔，要想救治更多的患者，就要通过科研找到有效的专病专药。具体的做法如下。

（1）通过各项检查明确西医的病，再通过四诊合参的结果辨明中医的病与证，随后遣方用药，若有效则守方，根据刻下症状调整方药，同时推广应用于相同病证的患者，观察疗效，明确是否为有效方剂。

（2）一旦发现有效的方剂时，可将处方中的药进一步筛选，以期寻找有效的单味药，再一次应用到临床验证是否有效，确定其疗效后，这味中药就是专病专药。然后可以制成片、粉剂，也可进一步分析出其中有效成分进行化学合成，做成制剂，达到科研目的，服务更多的患者。

以上 11 种结合是周老在多年临床实践中总结的经验，几乎运用在他的每次诊疗中。

第三节　桃李芬芳传医道

周老是我国著名中医、中西医结合血液病专家，首都国医名师，中国中医科学院教授、博士研究生导师，全国老中医药专家学术经验继承工作指导老师。

周老一生勤恳育人，桃李芬芳，共培养博士后及博士、硕士研究生9名，传承高徒2名，除1名去美国，其他10名均在国内三级甲等医院工作，其中9名是主任医师，教授，博士、硕士研究生导师，有8名担任科室主任、学科带头人。学生麻柔享受国务院政府特殊津贴，并获五一劳动奖章（2014年）；学生麻柔、刘风及徒弟胡晓梅先后担任中国中西医结合学会血液学专业委员会主任委员，胡晓梅还担任了北京市中西医结合学会血液学专业委员会主任委员。博士研究生杨宇飞、王意忠被授予“北京首届优秀中青年中医师”称号。此外在20世纪70—80年代全国西医学习中医高潮期内，周老共培养“西学中”医生千余人，遍布全国各地。周老学术传承谱如下图（图1）所示。

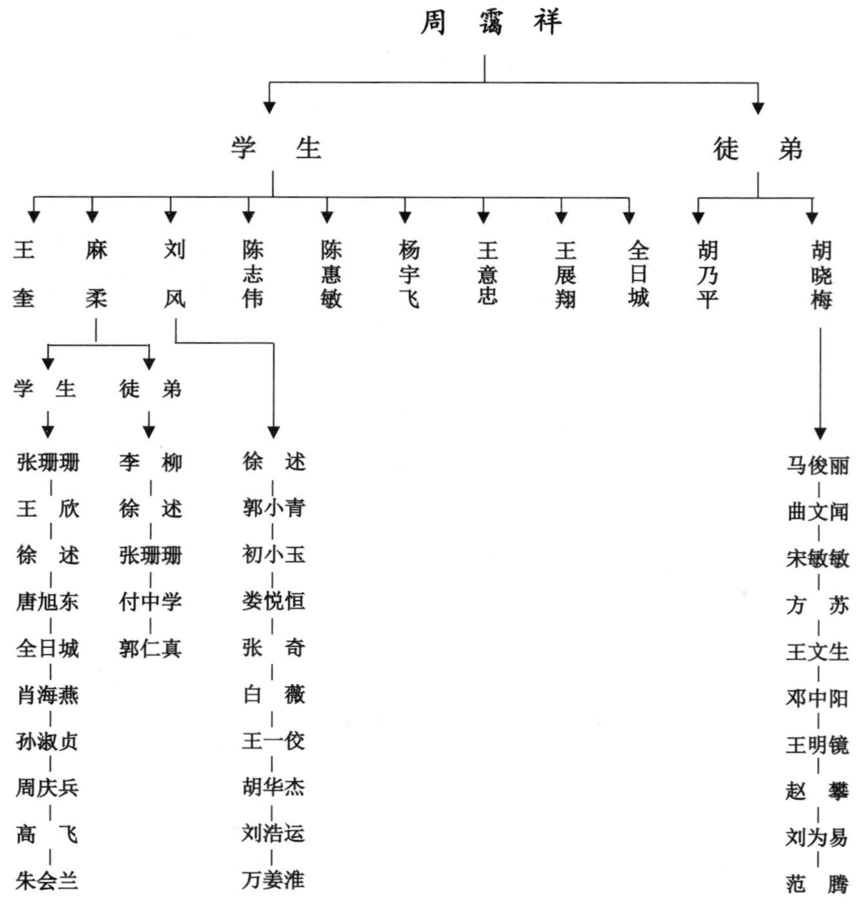

图1　周霭祥教授学术传承谱

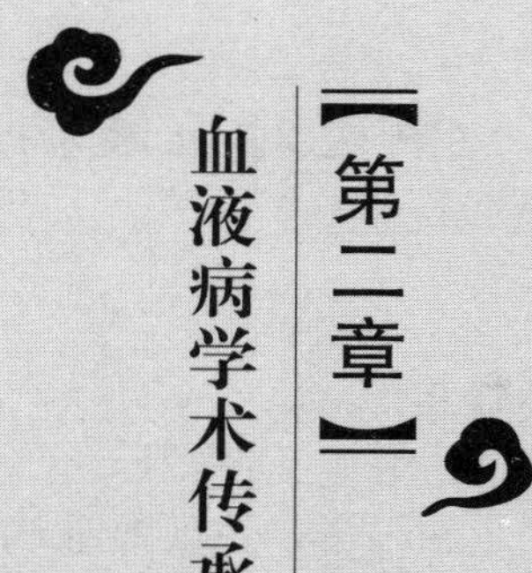

第二章 血液病学术传承

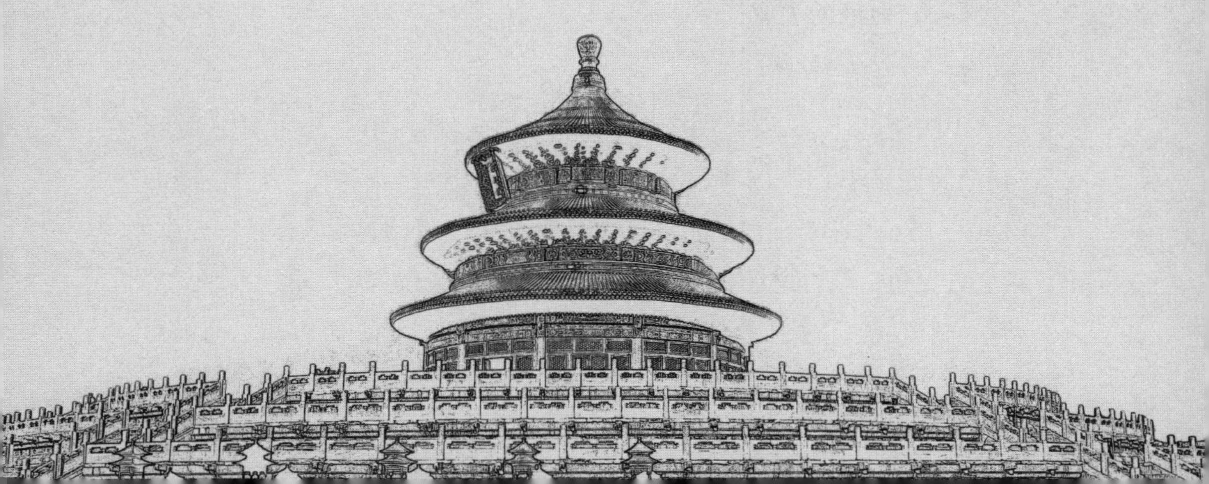

第一节　中医对血液病的认识

一、对血液生理的认识

“血液病”病名来源于西医学，目前血液病的临床诊断基本遵从西医学标准。所以以中医思路探讨血液病也离不开血液这一概念。西医学更重视血细胞质量及数量上的变化；中医学则更重视血液的功能，认为血液的生成及发挥作用需要脏腑功能的参与，故涉及庞大的脏腑调控网络。

中医学最早对血液的定性见于《灵枢》。《灵枢·决气》记载：“谷入气满，淖泽注于骨，骨属屈伸，泄泽，补益脑髓，皮肤润泽，是谓液。……中焦受气取汁，变化而赤，是谓血。”脾胃为后天之本，气血生化之源；肾为先天之本，主骨生髓，受五脏六腑之精而藏之，精能生髓，而髓可化血。至于血液的生成及功能，《灵枢·邪客》记载：“营气者，泌其津液，注之于脉，化以为血，以荣四末，内注五脏六腑，以应刻数焉。”又如《灵枢·营卫生会》言：“中焦亦并胃中，出上焦之后，此所受气者，泌糟粕，蒸津液，化其精微，上注于肺脉，乃化而为血，以奉生身，莫贵于此，故独得行于经隧。”意为血在心气的推动下在脉中流动，循行于全身，发挥其营养和滋养功能，以维持人体正常的生理活动，是人生存的主要物质基础。

（一）血液的生成

1. 心与造血

中医学的心，不但包括了解剖学上的心脏，如“心主身之血脉”“诸血者皆属于心”（《素问》），还包括了中枢神经系统，如“心藏神”（《灵枢》），“心者，君主之官，神明出焉”（《素问》），“心者，五脏六腑之大主也，精神之所舍也”（《灵枢》）。这些都说明心能主管思维活动和内脏功能。对于“心生血”（《素问》）的过程，唐容川已有解释：

“食气入胃，脾经化汁，上奉心火，心火得之，变化而赤是为血”（《血证论》）。可见饮食物经过脾胃的消化吸收后，其精微物质再通过心对造血器官的作用变成血液。

2. 脾胃与造血

脾胃包括了消化系统。中医学提出“血者水谷之精也，生化于脾”“中焦受气取汁，变化而赤，是谓血”（《灵枢》），“中焦亦并胃中……泌糟粕，蒸精液，化其精微，上注于肺脉，乃化而为血，以奉生身，莫贵于此”（《灵枢》）。中焦包括脾胃，“气”指食物之气，又称谷气，“汁”指精微物质。脾胃运化饮食而成谷气和精微物质，再经过一系列变化过程，形成血液。如果脾胃功能失调，则可以影响血液的生成。“脾为后天之本”，人“有胃气则生，无胃气则死”，可见脾胃的重要性。

3. 肾与造血

中医学认为，“脾肾分主气血”“肾主骨，生髓，藏精”“血为精所化”“骨者髓之腑”“髓者骨之充”“骨髓坚固，气血皆从”“五谷之津液，和合而为膏者，内渗于骨空，补益脑髓”。这些记载说明了肾、骨髓、血液三者之间的关系。骨髓与造血有直接关系，骨髓藏于骨，又为肾所主，肾之功能可以影响骨髓生精造血的功能。

4. 肝与造血

肝在造血过程中也占有重要的地位。如“食气入胃，散精于肝……淫精于脉”“肝者……以生气血”（《素问》），说明肝与造血的关系是：肝能贮藏食物中的精微物质，而精微物质是造血的原料。

5. 气与造血

气与血的生成关系密切，气属阳，血属阴，“阴为阳之基，阳为阴之统”“阳生则阴长”，可见血液的生成有赖于气的功能，气可促进造血。所以治疗血虚时，往往在补血药中加入补气之品，如当归补血汤只有黄芪、当归两味药，黄芪的剂量大于当归，其理论基础就是“阳生阴长”。

综上所述，中医学认为血主要由营气和津液所组成。营气和津液都来自经脾胃运化吸收的水谷精微，故认为脾胃是气血生化之源。由此亦可知，脾胃运化功能的强弱是血液生成的关键，长期的脾胃运化失职势必导致气血生化不足，最终会引起血虚之证。此外，精能生血，精藏于肾，血藏于肝，肾中精气充盈，则肝有所养，血有所充；反之，肝藏血充盛，则精有所资，即“精血同源”之意。

《黄帝内经》中早已明确记载骨髓与气血之间的关系。“谷入气满，淖泽注于骨，骨属屈伸，泄泽，补益脑髓，皮肤润泽，是谓液。……中焦受气取汁，变化而赤，是谓血”（《灵枢》）；“骨髓坚固，气血皆从”（《素问》）；“五谷之津液，和合而为膏者，内渗于骨空，补益脑髓”（《灵枢》）。上述记载表明，虽然气血生成依赖于后天补养及转化，但是“肾中元阴元阳是气血化生之动力及源泉”“肾中阳气衰败，气血无以化源；肾中精气亏耗，气血泉源枯涸”。

由上可知，血液的生成与脾胃、肾关系密切。所以在血液有关疾病的治疗中必须重视脾胃与肾功能的协调。

（二）血液的运行

血液生成之后，以脉为府，在脉中运行不息，流布全身，以充润、营养全身。如《灵枢·营卫生会》说：“营在脉中，卫在脉外，营周不休，五十而复大会，阴阳相贯，如环无端。”至于血液的具体走向，《素问·经脉别论》云：“食气入胃，散精于肝，淫气于筋。食气入胃，浊气归心，淫精于脉。脉气流经，经气归于肺，肺朝百脉，输精于皮毛。毛脉合精，行气于府。府精神明，留于四脏，气归于权衡。”这段文字描述了水谷精微的运行走向，也明确指出心、肺和脉构成了血液的循环系统。

血液的正常运行有赖于气的推动和固摄作用。心主血脉，心在血液运行中起重要作用。《素问·痿论》说：“心主身之血脉。”《医学入门》说：“人心动，则血行诸经。”血液的正常循行，还与其他脏器生理功能的协调平衡密切相关。如肺的宣发和朝会百脉，肝的疏泄，都是推动血液运行的重要因素；又脾统血，肝藏血，是固摄血液、防止血液溢于脉外的重要因素。此外脉道的通利与否，血液本身的寒热属性，亦直接影响着血液运行的正常与否。《素问·调经论》中云："血气者，喜温而恶寒，寒则泣不能流，温则消而去之。"总结以上观点，血液循环的正常运行，不仅依赖于心的功能，还和肺、肝、脾等脏的生理功能密切相关。血液生化于脾，藏受于肝，总统于心，输布于肺，化精于肾，以脉为府，环周不休，滋养全身。

二、对血液病病因病机的认识

（一）再生障碍性贫血

中医古籍中虽无再生障碍性贫血这一病名，但有与其类似的症状描述，本病属于中医"虚劳""血虚""虚劳亡血"的范畴。劳必因于虚，虚极必成劳，而肾精亏损，不能滋生血液，致血枯髓空，是再生障碍性贫血发病的病因病机。可以说，肾精不充，无以转化，是再生障碍性贫血各型的共同病机；肾虚是再生障碍性贫血各型的共同病理基础。

《素问·通评虚实论》曰："精气夺则虚。"这是对虚劳的最早描述，也是对虚劳的高度概括。"精气夺则虚"可视为虚证的提纲。劳必因于虚，虚极必成劳。肾主骨、生髓、藏精，血为精所化。《素问·生气通天论》曰："骨髓坚固，血气皆从。"《素问·五运行大论》云："肾生骨髓。"再生障碍性贫血以脾肾亏虚为主，脾为后天之本，气血生化之源，脾阳需肾阳的温煦，肾为先天之本，寓元阴元阳，藏精，而精能化血，精血同源，精亏则血少，精足则血旺，若肾之功能正常，虽有血虚，但精能化血，血液尚有再生之根，故脾肾中又以肾虚为发病关键。肾阴为人体阴液之本，五脏之阴需肾阴滋养；肾阳为人体阳气之根，五脏之阳需肾阳温煦。久病必伤肾之阴阳。肾阳伤，不能温煦脾阳，脾的运化功能失常，气血生化无源；肾阴伤，五脏失其濡养，亦可致其功能失常而使精血不充。无论是禀赋不足、体质不强，还是烦劳过度、形神过伤，无论大病久病、失于调理，还是房劳过度、阴精暗耗，最终穷必及肾。肾精亏损，不能滋生血液，致血枯髓空，引发再生障碍性贫血。肾虚在血液病的发病中起着重要的作用，肾虚是导致气血不足、生血障碍的根本原因，并贯穿再生障碍性贫血的始终。故 20 世纪

70年代以后，中医治疗再生障碍性贫血多以肾虚立论。由此可见，肾精不充，无以转化，是引发再生障碍性贫血的根本病机。

因此，再生障碍性贫血发病的关键是肾虚，可表现为肾阳虚，或肾阴虚，或病久不愈，阴损及阳，阳损及阴，而致阴阳俱虚。“阳生阴长”“阳化气，阴成形”，肾中阳气乃血液生化的原动力，“阴阳生化之道，阳居主位”。肾中阳气虚则影响全身阳气，易致卫外不固，营不内守，脉络不宁，血不循经，或生成障碍，故再生障碍性贫血患者临床表现以贫血为主，易继发感染和出血，而在感染和出血之后，由于火热伤阴和亡血伤阴，又可见阴虚症状。由此可见，肾精亏损是再生障碍性贫血各型之共同病理基础，是疾病发生发展的主要矛盾。“虚久必瘀，瘀久必虚”，二者互为因果，形成病理上的恶性循环，表现为虚实夹杂的复杂病理过程。瘀血既是再生障碍性贫血发病过程中的病理产物，可以出现在再生障碍性贫血发病过程中的任何一个阶段，又可作为新的致病因素而加重出血、诱发感染，形成恶性循环，而致变证百出，缠绵难愈。

（二）骨髓增生异常综合征

中医古籍中并无骨髓增生异常综合征这个病名，因其临床表现常见神疲乏力、少气懒言、头晕目眩、心悸气短、嗜睡、纳差、面色苍白等气血两虚之象，又可见午后低热或五心烦热、齿衄鼻衄、肌肤瘀斑瘀点、胁下积块，舌淡、苔薄白，脉细弱或细数等表现，故将本病归于“虚劳”“血证”“癥积”等范畴。中国中西医结合学会血液学专业委员会于2008年专门召开常见血液病中医命名规范化研讨会，提出骨髓增生异常综合征的中医病名为“髓毒劳”，这一名称得到了大多数血液学专家的认可，其中“髓”代表病位，“毒劳”代表病机与病性。骨髓增生异常综合征的病机要点在于“正气亏损为本，邪毒瘀滞为标”。

历代医家传承发展了对虚证的认识。《难经》指出气的重要性，曰：“气者人之根本也，根绝则茎叶枯矣。”该书第十四难中描述了五损：“一损损于皮毛，皮聚而毛落；二损损于血脉，血脉虚少，不能荣于五脏六腑也；三损损于肌肉，肌肉消瘦，饮食不为肌肤；四损损于筋，筋缓不能自收持；五损损于骨，骨痿不能起于床。”

巢元方在《诸病源候论》中提出毒邪致病理念，“阴阳二气偏虚，则受于毒”“伤于四时之气，皆能为病……不即病者，为寒毒藏于肌骨中”，认为虚劳为“五劳、六极、七伤是也”，“其候身重背强，喉咽痛，糜粥不下，毒气攻心，心腹烦痛，短气，四肢厥逆，呕吐；体如被打，发斑”，并指出“虚劳之人，阴阳伤损，血气凝涩，不能宣通经络，故积聚于内也”。张仲景在《金匮要略·血痹虚劳病脉证并治》里详细描述了虚劳的脉、证及治疗，并指出“五劳虚极羸瘦，腹满不能饮食。食伤、忧伤、饮伤、房室伤、饥伤、劳伤、经络营卫气伤，内有干血，肌肤甲错，两目黯黑，缓中补虚，大黄䗪虫丸主之”。

周老针对髓毒劳以乏力、气短、面色苍白、发热、出血为主症的特征，认为髓毒劳发病病机在于素体正气虚损，复感毒邪，毒邪内蕴，伏于精血骨髓，因毒致瘀，毒瘀互阻，精血生化失司，导致精亏血少，形羸气弱，呈现一派虚损之象。其病机特点为正虚邪实，正气亏损为本，邪毒瘀滞为标。

（三）急性白血病

从急性白血病患者临床表现上分析，其多为精血亏耗而致各种症状，历代医家将其归属为“虚劳”“虚损”门中。《圣济总录·虚劳门》中载：“热劳之证，心神烦躁，面赤头疼，眼涩唇焦，身体壮热，烦渴不止，口舌生疮，食饮无味，肢节酸疼，多卧少起，或时盗汗，日渐羸瘦者是也。”又说：“急劳之病，其证与热劳相似，而得之差暴也。”“缘禀受不足，忧思气结，营卫俱虚，心肺壅热，金火相刑，脏气传克或感外邪。故烦躁体热，颊赤心忪，头痛盗汗，咳嗽咽干，骨节酸疼，久则肌肤销烁，咯涎唾血者，皆其候也。”《金匮要略》中记载：“五劳虚极羸瘦，腹满不能饮食，……经络营卫气伤，内有干血，肌肤甲错，两目黯黑。”其中有瘀血的表现，即由于气血亏虚，运行不畅，痰阻血瘀，逐渐形成癥瘕积聚。由此可见，急性白血病的病因不外先天禀赋不足、情志失畅、脏腑功能失常、经络营卫气伤、内有干血及感受外邪等。

《景岳全书·血证》概括血证的病因为：“故有以七情而动火者，有以七情而伤气者，有以劳倦色欲而动火者，有以劳倦色欲而伤阴者，或外邪不解而热郁于经，或纵饮不节而火动于胃，或中气虚寒则不能收摄而注陷于下，或阴盛格阳则火不归原而泛滥于上，是皆动血之因也。”其认为出血之证多由外感风热毒邪、内伤七情、饮伤脾胃、劳倦色欲伤肾等所致，并简明扼要地概括出火盛与气伤在病机中的重要性。

《景岳全书·血证》还记载：“血本阴精，不易动也，而动则为病，血为营气，不易损也，而损则为病。盖动者多由于火，火盛则逼血妄行；损者多由于气，气伤则血无以存。”急性髓系白血病病机要点即为邪毒内蕴，气血内耗。

《黄帝内经》记载：“邪之所凑，其气必虚。”白血病的病机是正气不足，复感瘟毒，邪毒入里，入腑、入脏、入骨髓，邪伏骨髓，精血内耗，气血亏虚，表现为虚损之象。邪热入里，内热熏蒸，见发热；热伤血络，迫血妄行，或气不摄血，血溢脉外，见各种出血；血随气逆或血随火逆，见鼻衄、齿衄、吐血、咯血；血下溢，则见便血、尿血，妇女见崩漏；血溢肌表，损及络脉，见紫癜、瘀斑。

急性髓系白血病初发和早期以邪热炽盛，邪实正不虚为主。经过多次化疗或迁延日久，正气渐耗，则气血亏虚多见。化疗缓解期，正虚邪留，气血亏虚，气阴两伤，邪气留恋，脏腑辨证上以脾虚、肺虚、肾精亏虚为主。

急性淋巴细胞白血病病机要点为“邪毒内蕴，痰瘀互结”。急性淋巴细胞白血病除可见以上急性髓系白血病的正邪相争特点外，还可见积聚、痰核之象。急性淋巴细胞白血病邪气为阴邪，邪毒入里，气滞血瘀，阻碍气机升降出入，内生寒痰，积于胁下，形成积聚，阻于经络，气机不畅，形成痰核。

第二节　周霭祥辨证论治思路总结

所谓辨证，是将四诊所获得的资料，根据中医病因、八纲、脏腑、卫气营血、六经的理论加以分析归纳，从而对病情做出判断。辨证的内容包括病因、病位、病机、病性及内在关系五个方面。论治，指的是立法和处方。立法是以辨证为基础的，有什么样的证，才立什么样的法，两者的步调应该是一致的。辨证、立法和处方三者环环相扣，步调一致，而辨证是根本。周老在继承古人辨证论治观点的基础上，结合自身临床经验，提出了下列理论。

一、辨证论治不同于对症治疗

辨证论治是从病因、病位、病机、病性等方面来进行治疗的，在这个基础上，适当加些对症治疗的药物是可以的，也是有必要的。完全对症治疗则不同，它不是从根本原因上去解决问题，而是“头痛医头、脚痛医脚”。两者有本质上的区别。

二、复杂病情的辨证论治

复杂病情不外乎几种情况：一是虽然是一种病，但影响的脏腑较多，因而病情表现复杂；二是在一种病的基础上，并发了其他疾病；三是几种不相关的疾病同时存在；四是真象与假象同时出现。处理方法有：一是找出标本关系，在一般情况下，“治病必求其本”，只要本治好了，标证自可迎刃而解，在特殊情况下，如标证很急，则应遵循急则治标，缓则治本的法则；二是抓主要矛盾，当几种不相关联的疾病同时存在时，要先解决主要的，后解决次要的，或者重点治其主要的，兼治次要的；三是透过现象看本质，仔细全面地分析，去伪存真。

三、辨证论治与专病专药相结合（病证结合）

辨证论治与专病专药相结合的观点，早在张仲景的《伤寒论》里就反映出来了，如治太阳病是以麻黄和桂枝为主药，治少阳病是以柴胡为主药，治阳明经病是以石膏为主药，治阳明腑病是以大黄为主药，治三阴病是以附子、干姜为主药，治黄疸是以茵陈为主药。近年来，全国总结出一些有专病针对性的中草药，如青黛治疗慢性粒细胞白血病、金钱草治疗胆石症及泌尿系结石、五味子降转氨酶等。我们如把二者结合起来，一定能提高疗效。

第三节　各类血液病中医治法思想概要

（1）再生障碍性贫血，重点补肾，其次补脾、肝，兼补气血。

（2）溶血性贫血，在溶血发作期，以清热利湿为主，兼补气血，益脾肾；缓解期，重点补气血、益脾肾，加用清热利湿退黄之品，以祛余邪。有瘀血者，加用活血化瘀药，补中有泻。

（3）缺铁性贫血，以皂矾为核心药，结合益气补血、调理脾胃的药物。

（4）巨幼红细胞贫血，宜补气血、益脾肾。

（5）真性红细胞增多症，以活血化瘀为主要治法。

（6）白血病，多为正虚邪实，宜祛邪与扶正相结合，早期以祛邪为主，晚期以扶正为主。祛邪为解毒抗癌，慢性者应活血化瘀；扶正即为益气血、补阴阳，根据辨证具体运用。

（7）多发性骨髓瘤，宜解毒抗癌，固肾补血。

（8）恶性淋巴瘤，早期宜理气化痰，祛瘀散结；晚期以益气血、补肝肾为主，佐以祛瘀化痰，软坚散结。

（9）白细胞减少症，用益气血、补脾肾法。

（10）骨髓纤维化，宜活血化瘀与益气血、补脾肾相结合。

（11）原发免疫性血小板减少症，急性期或出血明显者，以清热解毒、凉血止血为主；慢性期或出血不重者，以补肝肾、益气健脾为主，佐以止血。

（12）过敏性紫癜，宜清热解毒、凉血止血及补肾健脾、益气摄血。

第四节　探讨血液病中西医结合途径

周老从医70余年，一直在血液病领域从事中西医结合的医疗与科研，对怎样进行中西医结合深有体会。下面是他的见解。

一、诊断及疗效判定遵循西医学

中医学有丰富的经验，但受历史条件的限制，其诊断大多停留在以症状为病名或辨证上，疗效指标也主要体现在症状和体征两方面，这就妨碍了中医学经验的总结和发展。以中医的血虚、虚劳为例，在血液病范畴内包括了西医各种具有贫血表现的疾病，如急性白血病、再生障碍性贫血、缺铁性贫血等。这几种疾病的治疗方法和疗效并不相同，白血病的治疗以解毒、活血化瘀和扶正为主，再生障碍性贫血的治疗以补益脾肾和补养气血为主，缺铁性贫血用益气养血法治疗效果较好。以中医治疗三者的疗效，治缺铁性贫血疗效最好，再生障碍性贫血次之，急性白血病则不如前两者。如果能够按照西医诊断，分别总结其经验，则有利于改进治疗方法，提高治疗水平。

因此，对每一种疾病都应采用西医诊断与中医辨证相结合的双重诊断法。观察疗效的指标，仅凭症状、体征显然是不够的，症状和体征只是疾病的现象，其实质则是机体内部发生了病理变化。治疗后，有的症状和阳性体征消除了，而机体内的病理改变尚未恢复，尚不能认为疾病已治愈。这些病理改变不仅反映在症状、体征上，还会表现在物理学（如X线检查）、化学（如血液生化检验）、生物学（如微生物学检查）、细胞学（如骨髓细胞、肿瘤细胞的检查）等的客观检查上。血液系统疾病，血液化验尤为重要，例如再生障碍性贫血，经过治疗后贫血恢复，健康状况好转，如仅凭症状和体征，可认为病已“痊愈”，但从血液学检测来看，即使血红蛋白、白细胞的检验值正常，但血小板的检验值尚不到正常范围，骨髓象也未恢复，仍不能认为本病痊愈。因此，以西医学的检查指标来观察中医的治疗效果，很有必要，既能够了解疗效的水平与疾病的恢复程度，又有利于促进祖国医学遗产的发掘。

二、中西医结合需要走中西合参之路

有些血液病，单用中医或西医治疗，效果并不理想，若用中西医结合治疗，疗效往往可以提高。例如急性白血病，兰州医学院（兰州大学医学部前身）统计中西医结合治疗的68例患者，完全缓解率41%，有效率86.7%，有效生存期为8个月左右，而单纯西医治疗的58例患者，完全缓解率10.7%，有效率50%，有效生存期为3个月左右。其他医学院等的统计，也有类似的结果。有学者统计了国内1961—1975年发表的共18篇有关再生障碍性贫血治疗的文章中用中西医结合治疗再生障碍性贫血患者414例的结果，基本治愈12例，缓解129例，两者共占34.1%，症状明显稳定78例，占18.7%，稳定96例，占23.9%，总有效率76.7%。同期，国外有12篇文章报道用蛋白同化类固醇激素治疗再生障碍性贫血261例，其中缓解98例，有效23例，有效率只达42.5%。与国内资料对比，可以看出用中西医结合治疗再生障碍性贫血的效果较好，显示了中西医结合的优越性。

在中西医结合治疗中，如何有计划地做到两者有机的结合，这是一个很重要的问题。如能加强中西医结合治疗中的计划性，则有利于观察中西医的治疗效果，总结治疗经验，提高治疗水平。

在治疗方法上，中西医结合的方法很多，现以白血病为例。①诱导治疗的中西医结合：急性白血病如用化疗做诱导，则可用中药扶正或用中药防治化疗的不良反应；如用中药诱导治疗，则可用西医的支持疗法为辅助治疗。有些患者，为了观察中药的疗效，又不影响患者的健康，其治疗也可采用中药和小剂量化疗合用的方式。②缓解期治疗的中西医结合：急性白血病缓解后，用氨甲蝶呤鞘内注射，预防脑膜白血病，同时用中药调动机体的免疫功能，扶正祛邪。例如，有1例急性单核细胞白血病患者，经过一阶段化疗后，按上述方法治疗，病情平稳，住院1年半，已有半年多未做任何化疗。③并发症治疗的中西医结合：急性白血病患者的并发症较多，特别在接受强烈联合化疗后，患者可出现骨髓抑制、感染、口腔溃疡等，面对这种复杂情况，更应发挥中西医结合的优势，如用抗生素控制感染，用中药补肾法治疗骨髓抑制，用锡类散、养阴生肌散治疗口腔溃疡，使中西医各发挥其特长，共同攻克疾病。④危重合并症治疗的中西医结合：虽然疾病比较单一，但病情险恶，足以危及生命时，如治疗急性白血病合并败血症，为了使感染迅速控制，既可使用抗生素，也可同时使用清瘟败毒饮、黄连解毒汤等，联合应用西药、中药以控制感染。以上所举中西医结合的方式，只是其中一部分。应循此深入进行，逐步做到中西医有机结合。

三、辨证是基础，辨病是关键

此处的证是指中医学的病证，病是指西医学的疾病。辨证是根据患者的症状、体征，按中医学的理法方药，进行辨证、立法和处方。辨病是按西医学对疾病的认识和检查所见进行诊断，并给予相应的药物。辨证与辨病结合，是指在诊治疾病时，要从中医和西医两方面来考虑。

例如，西医学认为白血病是一种恶性肿瘤，发病原因有病毒、电离辐射、化学药品等，病理改变主要是白血病细胞的增殖、浸润，根据这一认识，可以在辨证施治的处方中加一些解毒、抗癌和杀灭白血病细胞的药物。如对慢性粒细胞白血病的治疗，辨证用药常为活血化瘀、益气补血之品，但根据检查，白细胞增高，则加用青黛、雄黄一类中药，白细胞可迅速下降，从而使疾病得到控制。

又如天津市第一中心医院运用活血化瘀法则治疗急性弥散性血管内凝血 22 例，分型和治法是：热毒瘀血型，治以清热化瘀，用清瘟败毒饮合血府逐瘀汤加减；血虚瘀热型，治以补血化瘀，用当归补血汤合血府逐瘀汤加减；气虚瘀血型，治以益气化瘀，用独参汤或升压汤（党参、黄精各 30g，甘草 15g）合血府逐瘀汤加减。这种分型、治法和用药，体现了辨证和辨病相结合：在辨证上，如热毒、血虚、气虚是根据中医理论所辨的证，瘀血则是结合凝血来考虑的；在治法上，清热、补血、益气是根据辨证而立法，化瘀可以认为是根据辨病来立法；在选方用药上，清热用清瘟败毒饮，血虚用当归补血汤，气虚用独参汤或升压汤，是辨证用药，三型皆用血府逐瘀汤是辨病用药。由于辨证与辨病结合，本病 22 例患者，治愈 16 例，好转 1 例，无效 5 例，疗效较为显著。如果只辨病不辨证，则只重局部不重整体，只重疾病不重机体；如果只辨证不辨病，则只重整体而忽视局部，亦不能有的放矢，而且还会遗漏一些有效的单味药。忽视任何一面，都有其片面性，疗效也会受影响，所以中医辨证须与西医辨病相结合。

四、采用现代科学方法阐明中医疗效机制

中医学对许多疾病的治疗均有不同程度的疗效，但对于产生疗效的原理在缺乏现代科学方法的情况下，是难以了解清楚的。不了解疗效原理，对于改进治疗方法、扩大有效药物范围、提高治疗效果、创造新的理论，都是不利的，也会妨碍中医学的发展。西医学的检查和实验方法很多，可以将其选择性地用于研究中医中药对疾病的治疗原理。

例如，中国医学科学院血液学研究所用青黛治疗慢性粒细胞白血病取得了疗效。为了阐明青黛的作用原理，进一步提高其疗效，以及探讨中西医结合治疗白血病的理论，该所对服用青黛有效的患者，于治疗过程中进行免疫功能、嘌呤及嘧啶代谢、染色体及超微结构等方面的观察，同时将这些患者与化疗患者做对照，研究结果表明青黛的作用不同于白消安等烷化剂。那么究竟青黛作用于哪一环节呢？是促进了粒细胞的成熟过程，还是增强了机体抗肿瘤的免疫力，还是抑制了病理性干细胞的分化而促进了正常干细胞的生长，或者是影响了粒细胞某种酶的功能等？这个问题还需做进一步的探讨。

又如再生障碍性贫血的发病是多能干细胞的衰竭和骨髓微循环的变化所致。中医活血化瘀法治疗再生障碍性贫血有效，根据对活血化瘀药的实验研究，分析其疗效原理，可能是由于活血化瘀药能改善微循环，增加组织的血氧供给，增强组织的新陈代谢，从而有利于多能干细胞的发育、增殖、分化、成熟和释放，故能使疾病好转。

用现代科学方法和理论来阐明中医中药的疗效原理，使得中西医逐步结合，对中医学的发展和提高起到重要的作用。

五、结合现代科学技术筛选有效中药

治疗疾病，从临床上探索有效方药，这是一种直接的途径，此外，

还可以从实验研究中间接寻找有效的药物。有不少西药，不是先从临床中发现，而是先进行实验研究后再应用于临床。故寻找有效中药，除临床途径外，也可采取实验室途径。例如在治疗白血病的研究工作中，国内有些单位在实验室进行了不少抗白血病中草药的筛选工作，通过白血病动物实验法、亚甲蓝试管法、荧光显微镜法、台盼蓝染色法等，发现有不少中草药在实验研究中具有抗白血病的作用。西苑医院也曾筛选中草药60种，发现狼毒、蜈蚣有抗白血病的作用，可作为临床辨病用药和进一步研究抗白血病药物的参考。但以上方法有其局限性，只能筛选出一部分对白血病有直接、迅速作用的药物，对于间接、缓慢起作用的药物，如通过调整机体功能而间接起作用的药物，则起不到筛选作用。对此类药物，尚须寻找其他筛选方法。

此外，传统的中药剂型，虽有其优点，但给药途径主要为内服、外用两种，这就限制了其使用，因此有必要采用新技术、新方法进行改革，增加剂型，拓展给药途径，还可进行提纯与人工合成，这样既能充分发挥中药的作用，又能提高疗效，节约药源。

周老晚年一直想致力于“青黄散”的提纯及药物成分精细化研究。想通过结合现代药理学及现代提纯技术，更加精化成分、提高有效药物浓度，但因种种原因未能实现愿望，这是周老的遗憾，也是科室的缺憾。希望今后通过周老弟子们的努力，实现他的愿望。

第五节　血液病科研思路探索

一、抓住苗头，深挖细究

历来对血液病的治疗以复方及成药为主。复方治病，有些是专病专药与辨证用药相结合，这在“仲景方”中即有体现。我们在医疗实践中，经常运用古方治病，在取得可靠疗效的基础上，要善于发现苗头，找出专药，利用中西医结合的优越手段进行深入研究，就可能取得很大成果。以中国医学科学院血液学研究所等单位用当归龙荟丸治疗慢性粒细胞白血病为例，最初发现以当归龙荟丸治本病有一定疗效，但不太理想，他们抓住这一苗头不放，采取拆方筛选法，经多年临床研究，终于发现青黛是当归龙荟丸治疗慢性粒细胞白血病的专药。又利用中西医结合的优势，用现代科学技术将青黛的成分加以分析，终于找到其有效成分为靛玉红，为提高疗效、减轻不良反应，继而又合成类似物异靛甲，后又发展为甲异靛，至此，终于从中医药中研究出治疗慢性粒细胞白血病的一种新的有效药物。

二、打持久战，耐心与信心相结合

大凡慢性病，都存在疗程长、见效慢的问题。血液病中的慢性再生障碍性贫血就是一例。这种病是由于造血组织骨髓被某种病因所破坏，造血功能受到严重损伤，使周围血中三系血细胞减少而致。要使这些血细胞恢复正常水平，必须使受损伤的造血组织修复，这个过程是漫长的，目标也不是一朝一夕能达到的。有了这种认识，才能建立起“打持久战”即长期治疗的思想，如果治疗一个时期，甚至三四个月不见效果，就认为无效而放弃治疗，那将有许多本来有效的患者也会按无效处理。在我们治疗的 169 例再生障碍性贫血患者中，基本治愈及缓解组，血红蛋白上升 30g/L，平均需 157. 8 天，上升至 100g/L 以上，平均需 237. 2 天，白细胞及血小板上升更慢，因此，对待这类慢性病，要认识其难治的客观事实，医生和患者都要建立起耐心和信心，坚持长疗程治疗，多数患者会获得不同程度的疗效。

三、中西医理论相结合，确定治疗策略

再生障碍性贫血是骨髓造血功能衰减的疾病，治疗要从恢复骨髓造血功能入手，这是西医学的认识。而中医学对造血的认识有三种学说：第一，心生血，即饮食中的精微物质被吸收后，经过心的作用“化赤而为血”；第二，脾胃造血，中医认为“血者水谷之精也，生化于脾”，脾乃气血生化之源；第三，肝肾与造血，肾主骨生髓藏精，肝藏血，精血同源，肝肾同源。造血既与心、脾（胃）、肝、肾有关，而中医对再生障碍性贫血治疗究竟从何着手，的确须经过一个较长的探索过程。例

如西苑医院1963—1973年，以补心脾为主治疗再生障碍性贫血患者84例，有效者55例，有效率70.2%；1974—1980年，转以补肾为主治疗再生障碍性贫血患者55例，有效者49例，有效率89.1%。补肾较补心脾的疗效明显提高。为什么由补心脾法转为补肾法治疗再生障碍性贫血？这是受西医学骨髓是造血组织理论的启发，且此理论与中医肾生髓藏精、精能化血的理论一致。我们将两种医学理论结合，确定了用补肾法治疗再生障碍性贫血的策略。或滋肾阴或温肾阳或阴阳双补，具体据辨证而定，至今此法仍为全国中西医血液病学工作者所公认。

四、中西药联合使用，要有机配合

中西药各有自己的优势，但也各有不足之处，要做到将两者有机地结合，彼此取长补短，就更能起到协同作用，有利于治疗。以治疗急性白血病为例，化疗药物对白血病细胞有强烈的杀伤作用，但也有不良反应——抑制骨髓、损伤正常细胞而降低机体的免疫力，还可能影响其他脏器如心、肝、肾等。为了使化疗药物充分发挥其治疗作用，并减轻其副作用，在使用化疗药期间，可用中药扶正或调理，有利于提高疗效，减轻患者痛苦，这就是有机地结合，而不是各行其是、互不相关。又如我们在治疗慢性粒细胞白血病中使用了雄黄和青黛配成的青黄散，中药书记载雄黄有毒，主要功用为解毒、杀虫，被列为外用药，很少用作内服药，即使内服，用量也极小，每次0.15~0.3g，且不能持续服用。而西医学了解到雄黄主要成分为二硫化二砷（As_2S_2），可引起砷中毒，正因为如此，限制了雄黄的用途，但某些西药如二巯丁二钠、二巯丙磺钠均有解砷毒的作用。因此，我们用青黄散治疗慢性粒细胞白血病的过程中，一般治疗3个月以上，定期予以西药解毒，患者除有色素沉着外，内脏的理化检查未见异常。我们在1985年首先报告了用青黄散治疗急性早幼粒细胞白血病使患者病情完全缓解并获得长期生存的案例。雄黄之所以能发挥其治疗白血病的作用，主要是因为配合了西药解毒，而能长期口服。这就是中西药有机结合的结果。

五、临床检测与基础实验研究是不可缺少的手段

历来中医治疗疾病，根据症状、体征、脉象、舌象才能辨证施治，但疾病未表露之前，机体内部已经发生了病理变化，而此时患者往往毫无察觉。有了现代化的检测手段，就能及早发现疾病，尽早做出诊断和治疗，使疾病消灭在萌芽时期。在治疗疾病的过程中，根据临床检验结果还可以了解病情的变化。虽然症状及体征消失、舌脉已正常，但从中西医结合观点看，没有临床检测，就不能轻易认为疾病已“治愈”。以急性白血病为例，通过治疗，患者的症状、体征、脉象、舌苔，甚至血象及骨髓象均恢复正常，也只能称之为疾病“缓解”，而不能称之为“治愈”，因为根据细胞动力学的研究，完全缓解的患者体内仍有 1×10^8 左右的白血病细胞，这是白血病复发的根源，也提示“缓解”并不意味着可以结束治疗，还须进行较长时期的巩固和维持治疗，才有“治愈”的希望。所以临床检测为诊断、治疗和判断疗效提供了可靠的依据，这是中西医结合的优越性之一，有利于对中医的治疗做出正确的评价，指导治疗方向。

当一个药物或一个复方被证实有确切临床疗效，我们还要进行药理学、药效学、毒理学等实验研究，使中药或复方的作用机制被明确。这样有利于中药或复方的推广应用。如我们通过研究发现益肾生血片（大菟丝子饮经改进制成的片剂）能促进多向性造血干细胞、粒系祖细胞和红系祖细胞的生长，从而治疗再生障碍性贫血，我们还通过实验研究其毒性，证明其无毒，可以长期服用，这就解除了医生和患者的顾虑。另外，实验研究还能对成方、成药进行有目的的筛选，如前文所述，从当归龙荟丸到青黛再到靛玉红后又到异靛甲的过程便是实例。正是因为有了实验，中医中药才能走向现代化，才能服务于更多的患者，使他们受益。

六、心细胆大，稳中有闯

历代中医中药书籍的记载，是我国古代医药学家的经验总结，也是后人从事临床实践的依据，值得很好地继承。但是事物要发展，科学要

进步，医学也不能停滞。发展不能脱离原有基础，要在原有基础上求发展，这就是继承与发扬的关系。医学与其他自然科学息息相关，在中西医结合思想的指导下，可利用现代自然科学的优势来促进中医事业的发展。从中医的用药剂量来说，不论成药还是单味药，不能完全受古代医药书籍的记载所限制，要心细胆大，稳中有闯地摸索新的经验，充分发挥中医中药的作用。如六神丸，古代医书记载用量为每次 10 粒，每日 3 次，治疗痈疽、疔疮；梅花点舌丹，每次用量 2 ~ 3 粒，治疗疔毒、恶疮、乳痈。而今人利用西医学的检测手段对血液系统和内脏功能进行监测，逐渐增加用量，终于获得用 3 倍于书本记载的剂量治疗慢性粒细胞白血病的经验。又如砒霜，主要成分是三氧化二砷（As_2O_3），剧毒，外用蚀疮祛腐，内服劫痰平喘，用量极少。将其配伍少量轻粉，制成静脉注射剂，即“癌灵 1 号注射液”。1996 年，哈尔滨医科大学附属医院以本品治疗急性早幼粒细胞白血病，初治患者完全缓解率达 73. 3% ，复发难治的患者完全缓解率达 52. 3% ，取得了中药砷制剂治疗急性白血病的突破性进展。本药的作用机制可能是通过“原浆毒”作用引导白血病细胞凋亡。经过进一步研究，后又发明了“亚砷酸注射液”，广泛用于治疗急性早幼粒细胞白血病。此例即说明，中医药有深厚的基础，只要我们大胆实践、深入研究，定可大有作为。

七、提倡“三严”的科学态度

所谓“三严”的科学态度，是指对待科研工作要严肃、严密、严格，来不得半点马虎和虚假。要使科研成果得到公认，经得起重复推敲，并立于不败之地，就要在科研工作进行和总结过程中，以“三严”的态度来要求，尊重客观，切忌主观，不可粉饰。不论临床研究还是实验研究，必须设立对照组，尤其对于一些难治疾病需要中西药并用者，不设立对照组，就难以说明中医中药的效果。实验组与对照组的分组问题，要做到随机，两组才有可比性，不要主观选择。对比数据要进行统计学处理，这样的科研成果才能令人信服。

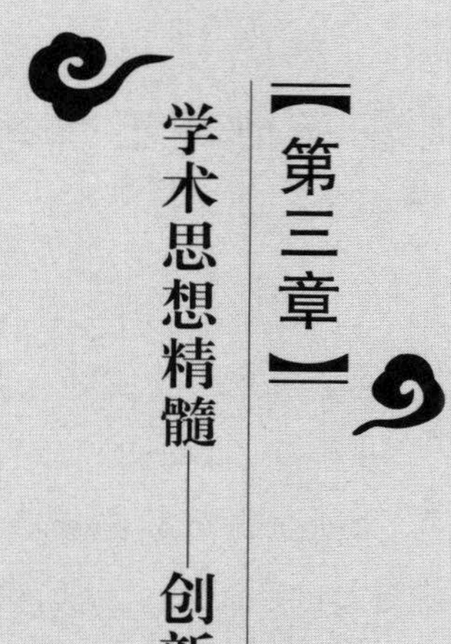

【第三章】

学术思想精髓——创新

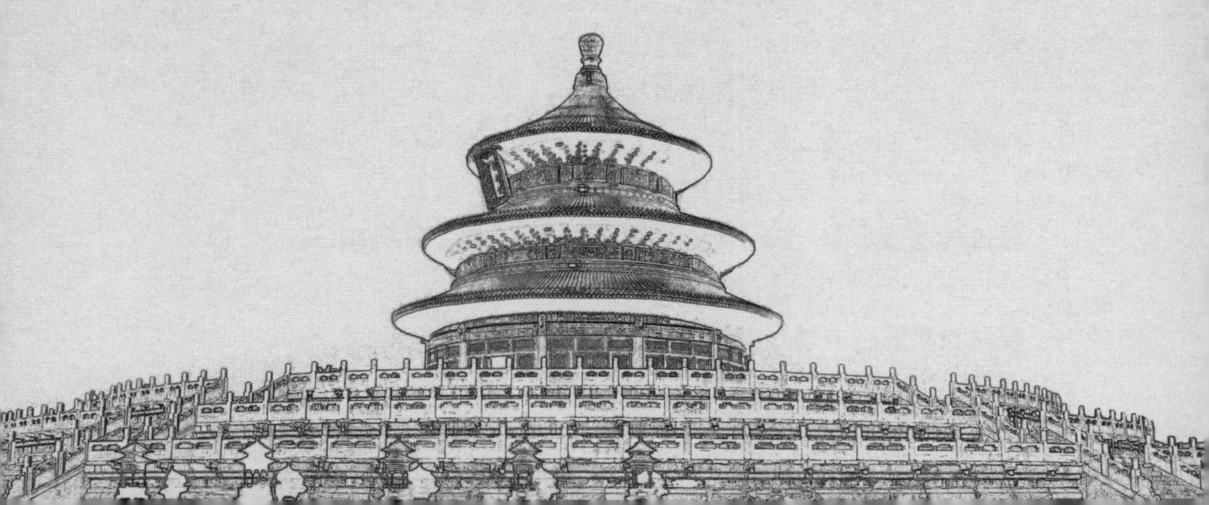

第一节　周霭祥创新思想的形成脉络

周老的成才之路及所取得的成就，离不开刻苦钻研及创新的精神。他的成才不是偶然的，也不是容易的。创新是周老屡屡获得成功的关键，贯穿于周老整个成才过程中。从最早治疗再生障碍性贫血倡导“从肾论治”“补肾填精”到创立青黄散探索中药治疗恶性血液病，这一历程离不开周老勇攀高峰的创新精神。创新也是周老学术思想中最宝贵的财富，是年轻医生需要传承和发扬的学术精神。

中华民族有一种传统风俗，就是端午节饮用雄黄酒，古人认为雄黄“善能杀百毒、辟百邪、制蛊毒，人佩之，入山林而虎狼伏，入川水而百毒避”；《神农本草经》言雄黄“主寒热，鼠瘘，恶疮，疽痔，死肌，杀精物、恶鬼、邪气、百虫毒”；《名医别录》载其“主治疥虫，䘌疮，目痛，鼻中息肉及绝筋，破骨。百节中大风，积聚，癖气，中恶腹痛……杀诸蛇虺毒，解藜芦毒”。周老发明青黄散之前，业内发现当归龙荟丸治疗慢性粒细胞白血病有效，之后发现青黛是其中有效成分，继而又从青黛中提纯得到有效成分靛玉红，治疗慢性粒细胞白血病缓解率达到59. 55%，有效率87. 36%。但其消化道不良反应大，影响临床应用。之后人工合成靛玉红类似物异靛甲，消化道不良反应显著减轻，缓解率达到80. 6%，有效率94. 03%。周老受到以上事件启发，加上其研读的古代医书中有青黛、雄黄配比的记载，发现青黛加雄黄的配伍具有解毒化瘀、祛瘀生新的作用。由此，周老将青黛和雄黄组合形成方剂，命名青黄散。

血液病的诊治离不开西医学知识。周老扎实的西医血液学知识，为其提出再生障碍性贫血“从肾论治”的思想奠定了坚实的基础。

周老毕业于湖南医学院（原湘雅医学院）医疗系本科。1955—1958年参加原卫生部中医研究院全国第一期“西医离职学习中医研究班”系统学习中医。又曾两次去北京协和医院内科及血液病科进修。周老的西医血液学知识扎实，他认为再生障碍性贫血的病机在于骨髓造血功能衰竭，导致外周血血细胞减少。从致病机制重新反思中医病因病机，认为肾主骨生髓、精血同源，虽然气血生成依赖于后天补养及转化，但“肾中元阴、元阳是气血化生之动力及源泉”“肾中阳气衰败，气血无以化源；肾中精气亏耗，泉源枯涸”，遂提出和倡导“从肾论治”“补肾填精”思想，并于1989年6月在大连召开的全国中西医结合血液病研讨会上形成专家共识，将再生障碍性贫血的中医辨证分型与肾联系，分为肾阴虚型、肾阳虚型、肾阴阳两虚型。周老倡导“从肾论治”，应用大菟丝子饮治疗再生障碍性贫血，明显提高了临床疗效。

补肾法治疗再生障碍性贫血，方针已定，但中医补肾方剂甚多，何者最为切合，又是值得思考的问题。再生障碍性贫血是西医病名，中医书籍中无再生障碍性贫血的记载，我们认为再生障碍性贫血症状上类似中医的虚劳病，并据此寻求古训、博览众方。周老与同事从古代医书中找到可治虚劳病的菟丝子丸，此方组成主要是补肾药，于是初步选定这个方剂作为治疗再生障碍性贫血的方剂，但这个方剂由20多味中药组成，药味过多，有的药物不易觅得，有的过于辛热，对再生障碍性贫血证属阴虚者不宜，于是周老将原方简化，去粗存精，使之更切合再生障碍性贫血的治疗，虽然组成有变，但仍保存其补肾之义，命名为“大菟丝子饮”，在临床上试用。1963—1973年间，以该方为主治疗慢性再生障碍性贫血患者84例，基本治愈及缓解34例，占40.5%；明显进步9例，占10.7%；进步16例，占19%；无效25例，占29.8%；总有效59例，总有效率70.2%。这个疗效只是初步的，显然不够令人满意。周老根据实践经验，将原方加以调整，不断改进，方义、方名不变，改进后的方剂于1974—1982年间又治疗慢性再生障碍性贫血患者55例，基本治愈及缓解31例，占56.4%；明显进步14例，占25.4%；进步4例，占7.3%；无效6例，占10.9%；总有效49例，总有效率89.1%。疗效较第一阶段明显提高。后又引进造血干细胞培养技术，建立再生障碍性贫血动物模型，对补肾中药用实验方法进行筛选，将筛选结果对照原方剂中的成分进一步筛选、淘汰，再一次进行调整，使方剂内容基本定型。以该方为主，配合西药治疗慢性再生障碍性贫血患者169例，按全国统一制定的新疗效标准，总有效率仍然达到83.4%。为了发挥社会和经济两方面的效益，方便远近患者服用，将定型方药批量煎煮后过滤去渣，滤液烘干压粉，制成片剂，改名为益肾生血片，配合西药治疗慢性再生障碍性贫血患者106例，总有效率82.1%。益肾生血片是在中西医结合理论指导下，经过去粗存精、不断改进，融临床经验与实验筛选于一体的产物，因此也是中西医结合的产物。

第二节　自创新方治疗血液病

周老凭借自己扎实的医学知识和丰富的临床经验，创造性地领悟出对各种血液病的治疗法则，并根据阴阳互根，阴为阳之基、阳为阴之统及专病专药与辨证论治相结合等学术思想，创立了几种治疗血液病的医方，用于临床，颇见成效。

一、化瘀消癥汤治疗骨髓增殖性肿瘤

骨髓增殖性肿瘤属于中医学“眩晕”“血证”“癥瘕积聚”等范畴。《灵枢·海论》云：“气海有余，则气满胸中，悗息面赤。”周老认为，骨髓增殖性肿瘤，包括血小板增多症、真性红细胞增多症、骨髓纤维化等疾病，最基础的病机是气滞血瘀。七情内伤、肝气郁结、血行不畅等均可导致气滞血瘀。瘀积日久，胁下积块，痛有定处，就是瘀血阻滞之证。周老综合以上基本病机，拟化瘀消癥汤以活血化瘀、消癥散结，治疗此类病证，取得良效。

组成： 化瘀消癥汤

桃　仁10g　　红　花10g　　当　归15g　　赤　芍10g
川　芎12g　　丹　参20g　　鸡血藤20g　　三　棱12g
莪　术12g　　香　附12g　　郁　金10g　　鳖　甲20g（先煎）
青　黛12g（包煎）

功能： 活血化瘀，消癥散结。

主治： ①各种骨髓增生性疾病，如慢性粒细胞白血病、真性红细胞增多症、血小板增多症、骨髓纤维化等。②各种血瘀证，但对非骨髓增

殖性肿瘤的血瘀证不宜使用。

用法：每日 1 剂，水煎 2 次，日服 2 次。

方解：本方是在桃红四物汤、抵当汤的基础上加减而成。骨髓增殖性肿瘤，多合并腹中癥积，乃因气滞血瘀所致。中医认为气行血亦行，气滞血亦滞，故治疗此类疾病，须用行气、活血、化瘀、消癥之品组成方剂。方中前 9 味药有活血化瘀、消癥散结作用；青黛可解毒、消肿、散瘀，对白细胞增多者适宜；鳖甲软坚消癥，治疗肝脾肿大；香附、郁金行气，可增强活血化瘀作用。诸药合用可治疗多种血瘀证。

加减运用：瘀血严重，红细胞或血小板显著增多者，可加水蛭、土鳖虫、虻虫，加强破血散瘀作用；白细胞明显增多者，青黛剂量可加大至 15～20g，并加雄黄粉少量，因雄黄可解毒、消积聚、化腹中瘀血，但此药有毒，不宜久用，有肝肾疾患者禁用。

方歌：周氏化瘀消癥汤，适宜红白血板多；

桃红归芎丹藤芍，又增棱莪力更雄；

黛甲消痞肿块畏，郁金香附助瘀消。

医案

谢某，女，41 岁，1985 年 11 月来诊。

近两个月来患者感到疲乏，逐渐消瘦，盗汗，胁胀，偶有低热，并扪及腹有痞块，经西医院验血及骨髓穿刺等检查诊断为慢性粒细胞白血病。慕名而来西苑医院就诊。查体：贫血面容，浅表淋巴结不肿大，巩膜无黄染，心肺未见异常，肝在肋下 1cm，脾在肋下 11cm、脐右 2cm。脉弦细，舌质暗、苔黄。化验：血红蛋白 70g/L，白细胞 63×10^9/L，早幼粒细胞 2%，中、晚幼粒细胞 27%，中性杆状核粒细胞 20%，中性分叶核粒细胞 20%，嗜酸性粒细胞 3%，嗜碱性粒细胞 3%，单核细胞 4%，淋巴细胞 21%，血小板 380×10^9/L，骨髓增生极度活跃，粒红比例为 27.3∶1，粒系以中性中、晚幼和杆状核粒细胞为主，巨核细胞及血小板多见。诊断：慢性粒细胞白血病。辨证：气滞血瘀，癥积为患。治法：理气活血，化瘀消癥。方剂：化瘀消癥汤加减。方中青黛改为与雄黄口服，两者按 9∶1 混匀，每次 2～4g，每日 3 次，饭后服，不用西药。

1 周后症状好转，白细胞开始下降，脾脏质地变软，并开始缩小。

治疗两个月以后，白细胞降至 10×10^9/L 左右，幼稚细胞逐渐减少以至消失。

3 个月后肝、脾已不能触及。

至 1986 年 3 月出院前查血红蛋白 128g/L，白细胞 6.4×10^9/L，分类正常，血小板 148×10^9/L。复查骨髓象基本正常，达到完全缓解。

二、凉血解毒汤治疗紫癜病、紫癜风

血生化于脾，受藏于肝，总统于心，输布于肺，化精于肾，以脉为府，环周不休，滋养全身。任何原因致血不循经，脉络受损，都会出现血溢脉外的血证。

《景岳全书·血证》概括了血证的病因，“故有以七情而动火者，有以七情而伤气者，有以劳倦色欲而动火者，有以劳倦色欲而伤阴者，或外邪不解而热郁于经，或纵饮不节而火动于胃，或中气虚寒则不能收摄而注陷于下，或阴盛格阳则火不归原而泛滥于上，是皆动血之因也”。张景岳认为血证多由外感风热毒邪、内伤七情、饮伤脾胃、劳倦色欲伤肾等病因所致，并简单扼要概括出火盛与气伤在病机中的重要性。《景岳全书·血证》记载：“血本阴精，不易动也，而动则为病，血为营气，不易损也，而损则为病。盖动者多由于火，火盛则逼血妄行；损者多由于气，气伤则血无以存。”气伤即气虚，致血生化不足和统摄无权，则血溢脉外；火热性为阳，最易灼伤络脉，迫血妄行，从而引起各种出血。在火热之中，又有实火与虚火之分。外感风热燥火、内蕴之火、肝郁化火等，均属实火；而阴虚火旺之火则属虚火。紫癜病急性期以火盛为特点，外感诱发者多见，外感邪热或内热伏扰营血，灼伤脉络，迫血妄行，此期紫癜颜色鲜红密布，出血症状较重；慢性期以气伤为特点，主要表现为肺脾两虚和脾肾两虚，此期紫癜颜色淡红稀疏或没有明显出血点；慢性型急性发作期或病情反复者多表现为虚实夹杂，以虚为本，以火、瘀为标的特点，多因外感或过劳诱发。瘀血既是病理产物，又是致病因素，始终贯穿于整个疾病过程中。

紫癜病（原发免疫性血小板减少症）急性期和紫癜风（过敏性紫

癜）病机上相似，均以火盛为特点，周老根据此特征，自拟凉血解毒汤治疗原发免疫性血小板减少症及过敏性紫癜取得良效。

组成：凉血解毒汤

银　花 15g	连　翘 12g	栀　子 12g	黄　芩 12g
土茯苓 15g	生　地 20g	赤　芍 12g	丹　皮 10g
女贞子 20g	旱莲草 20g	紫　草 20g	白茅根 30g
仙鹤草 30g	生甘草 20g	大　枣 15g	水牛角片（或粉）10g

功能：清热解毒，凉血止血。

主治：过敏性紫癜和血热型原发免疫性血小板减少症。

用法：每日 1 剂，水煎 2 次，日服 2 次。其中水牛角片宜先煎 10 分钟以上，如用水牛角粉，每日 2 次，每次 3g 冲服。

方解：本方由犀角地黄汤合二至丸加减而成。过敏性紫癜及原发免疫性血小板减少症，与机体免疫系统对感染的免疫过激行为密切相关。临床上以上呼吸道感染及扁桃体炎为主要感染源。热毒伤络，迫血妄行，故可引起紫癜及他处出血。治宜清热解毒、凉血止血。方中银、翘、栀、芩、土茯苓，清热解毒，以治病因；地、芍、丹、三草（指旱莲草、紫草、仙鹤草，下同）、白茅根，有凉血止血之功；生甘草、大枣可健脾益气，以摄血止血；女贞子养阴，有壮水制火之意；加入水牛角，仿犀角地黄汤意，以增强清热解毒、凉血止血之力。

加减运用：过敏性紫癜腹痛者，加台乌药、枳壳；关节痛者，加秦艽、羌活、独活；便血者加大蓟、小蓟、地榆、槐花；合并过敏性紫癜肾炎者，加熟地黄、何首乌、枸杞子。

方歌：周氏凉血解毒方，治疗紫癜真恰当；
银翘栀芩土茯苓，清热解毒互相帮；
地芍丹茅加三草，凉血止血妙非常；
女贞养阴角凉血，草枣加入效益彰。

医案

刘某，男，13 岁。1989 年 4 月来诊。

患者 1 周前感冒发热，咽喉疼痛，5 天后发现下肢皮肤紫癜，并逐渐增多，稍痒，关节疼痛，大便干，尿色稍深。查体：体温 37.8℃，颌下淋巴结稍肿大，巩膜无黄染，咽部充血，扁桃体肿大，有少许分泌物，心肺未见异常，腹无压痛，肝脾未触及，腰无叩击痛，关节无红肿，上肢少许紫癜，两下肢紫癜满布，大小不一，压不褪色，呈对称分布，踝关节部较多，无凹陷性水肿。脉稍数，苔薄黄。化验：血红蛋白135g/L，白细胞 13.8×10^9/L，中性粒细胞80%，单核细胞2%，嗜酸性粒细胞2%，淋巴细胞16%，血小板 185×10^9/L。尿蛋白（+），每高倍视野红细胞3~8个。大便未找到虫卵。诊断：急性扁桃体炎，过敏性紫癜，紫癜性肾炎。辨证：外感热毒，入血伤络。治法：清热解毒，凉血止血。方剂：用凉血解毒汤，因关节疼痛，加羌活、独活、秦艽；因肾炎，加熟地黄、何首乌、枸杞子。每日1剂，水煎服。5天后，体温正常，紫癜颜色转淡，仍有少许新鲜紫癜出现。2周后，关节痛消失，紫癜消失达一半。血常规复查正常，尿蛋白（+），每高倍视野红细胞0~3个。原方略加改动，继续服药38剂后，紫癜全部消失，尿常规检查正常。唯扁桃体仍肿大，再巩固治疗半月后停药观察。

3个月后随访复查，未见复发，嘱做扁桃体切除术。

三、五补方治疗骨髓衰竭性疾病

周老认为，西医所称骨髓衰竭性疾病包括再生障碍性贫血、骨髓增生异常综合征、血小板减少症等，以中医思路辨证，终不离肾精匮乏这一要点，治病必求于本，临证时应抓住填精补髓、益气生血这一治则。周老在大菟丝子饮及十四味建中汤基础上，自创五补方治疗此类疾病，取得疗效，也为中医血液病治疗留下宝贵经验。

组成： 五补方

炙黄芪20g	当　归15g	白　芍15g	熟地黄15g
女贞子15g	旱莲草20g	党　参20g	白　术12g
茯　苓15g	山萸肉15g	枸杞子15g	菟丝子15g
巴戟天12g	锁　阳15g	淫羊藿12g	紫　草20g
卷　柏15g	炙甘草15g		

功能： 填精补肾固肾，益气健脾生血。

主治： 各种气血亏虚证及贫血、血小板减少、白细胞减少、慢性再生障碍性贫血、原发免疫性血小板减少症。

用法：每日1剂，水煎2次，日服2次。

方解：本方系在八珍汤、当归补血汤、二至丸3方基础上加减而成，也是大菟丝子饮的升华方。所谓五补指补脾、肾、肝、气、血。周老认为，血虚患者，终不离脾、肾、肝、气、血虚损表现，故宜五者并补，故名五补方。肝、脾、肾又与造血有关，故本方可治造血功能障碍的再生障碍性贫血及原发免疫性血小板减少症等疾病。全方有气、血、阴、阳四类药物，取中医“阳生阴长”“孤阴不生，独阳不长”“阴为阳之基，阳为阴之统”之理。

加减运用：阳虚重者，加制附片、肉桂；阴虚重者，去巴戟天、淫羊藿，加玄参、桑椹；贫血重者，加阿胶、龟板胶、鹿角胶；出血者，加仙鹤草、白茅根。

方歌：周氏五补治血虚，气血阴阳相互依；
参术苓草本补气，芪归地芍补血虚；
女贞旱莲为二至，杞萸菟仙又巴戟；
紫草卷柏加锁阳，肝肾既补血可止。

四、青黄散治疗恶性血液病

周老受到用人工合成青黛有效成分的类似化合物治疗慢性粒细胞白血病取得很好疗效的启发，加上研读的古代医书中有青黛、雄黄配比，发现青黛加雄黄的配伍具有解毒化瘀、祛瘀生新作用。由此，周老将青黛和雄黄组合形成方剂，命名为青黄散。

青黄散，青黛、雄黄两药比例有3种，即9∶1、8∶2、7∶3。

功能：解毒化瘀，消积散聚。

主治：青黛与雄黄按以上比例充分混匀后，装胶囊或压成片剂，其中雄黄比例越大，作用越强。治疗剂量若青黛与雄黄比例为9∶1者，每日6～9g，分3次饭后服。血象正常后，改为维持剂量，每日3～6g，分2～3次服用。初始剂量宜从小剂量开始。治疗过程中，根据血象变化增减剂量。若为其他比例，剂量酌减。主治急、慢性粒细胞白血病。

方解：雄黄主要成分为二硫化二砷（As_2S_2），味辛、苦，性温，有毒，归心、肝、胃经，具有解毒杀虫、燥湿祛痰、截疟的功能。青黛，味咸，性寒，归肝、肾经，具有清热解毒、凉血消斑、清肝泻火的功效，其有效成分靛玉红据现代研究证实具有抗菌及抗肿瘤作用。两药配合组方相辅相成，增加解毒功效的同时，寒热并用，互为佐制，制约和消减彼此毒性，从而使整体药性趋于平和，组方后具有解毒化瘀之功效。白血病是邪毒入血伤髓引起血瘀，瘀血不去，新血不生，因而出现贫血、骨痛、肝脾肿大、骨髓有核细胞增生、舌质紫暗或有瘀斑等，故可用青黄散治疗。

临床运用：周老于20世纪60年代开始用青黄散治疗慢性粒细胞白血病，获得较好的疗效，继而将其用于治疗急性白血病，在国内首先发现其对急性早幼粒细胞白血病也有较好的疗效。部分患者有胃肠道反应，从小剂量开始、饭后服用，可减轻不良反应。久服会有皮肤色素沉着，手、脚掌皮肤增厚、角质化等，甚至有肝肾功能损害等不良反应，所以一定要在医生指导、观察下用药，并定期用解砷毒的西药治疗。

方歌：青黛雄黄两兄弟，两者比例九比一；
解毒化瘀消积聚，急粒慢粒两相宜。

医案

杨某，女性，29岁。于1986年9月9日来诊。

患者因阴道出血1个月余，伴贫血，来院急诊，收住院。查体：神清，贫血貌，周身浅表淋巴结无肿大，皮肤、黏膜无出血，胸骨压痛，两肺未见异常，心率80次/分，律齐，无病理性杂音，肝脾未扪及。血红蛋白78g/L，白细胞 318×10^9/L，早幼粒细胞12%，中幼粒细胞14%，晚幼粒细胞6%，中性杆状核细胞2%，中性分叶核粒细胞5%，淋巴细胞59%，单核细胞2%，血小板 75×10^9/L。经做骨髓穿刺检查，增生明显活跃，粒红比例20.6∶1，粒系以早幼粒为主，占77.5%，核浆发育不平衡，红系受抑，全片见巨核细胞5个，血小板少见。诊断为急性早幼粒细胞白血病。入院后单纯用青黄散治疗，青黛8份，雄黄2份，两药混匀装胶囊，由小剂量开始，逐渐加大至每日8g，分2次饭后服用。服药2周时，贫血好转，白细胞下降，血小板上升至 100×10^9/L，阴道出血停止，胸骨压痛消失。治疗2个月后，情况良好，血红蛋白

118g/L，白细胞 8.6 × 10^9/L，分类正常，血小板 105 × 10^9/L，复查骨髓，增生活跃，粒红比例 3.43∶1，各系比例正常，巨核细胞全片 23 个。诊断为完全缓解骨髓象，于同年 12 月 19 日出院，出院后以小剂量青黄散维持治疗，随访至 1988 年 3 月底，缓解已达 15 个月，开始正常工作。

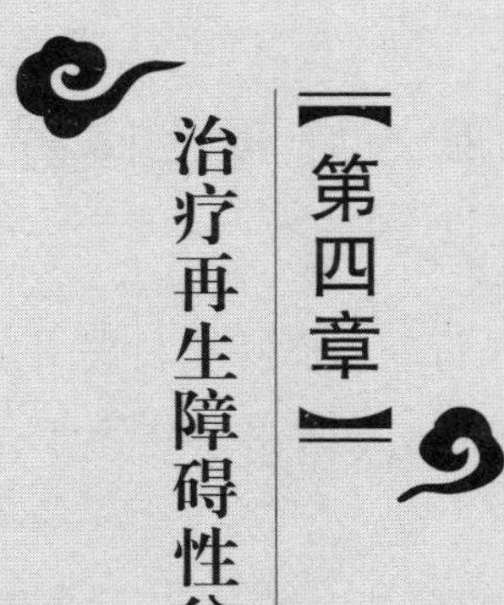

【第四章】

治疗再生障碍性贫血经验总结

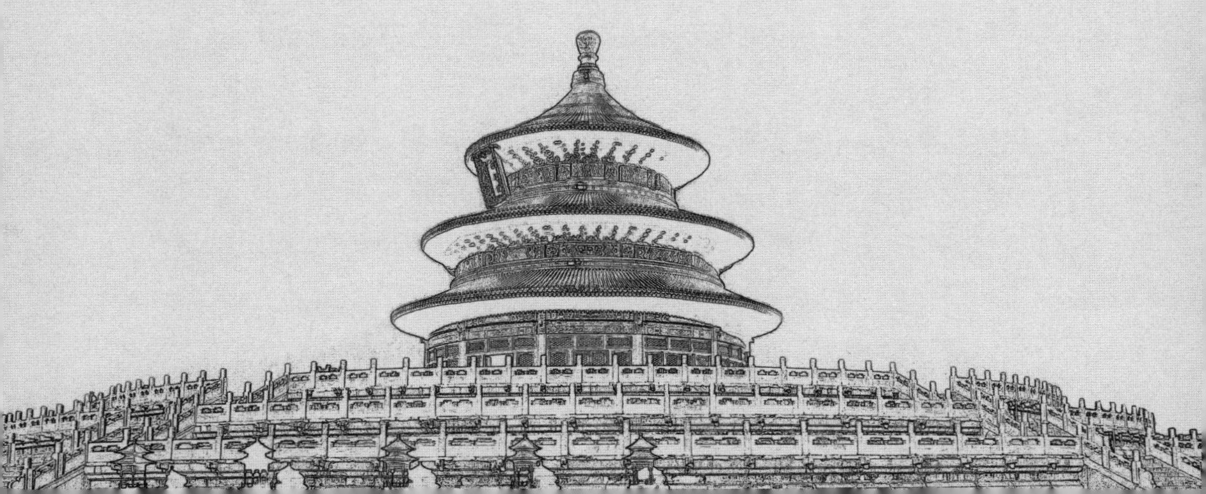

第一节　中医治疗再生障碍性贫血现状

再生障碍性贫血，是骨髓造血功能衰竭引起的严重血液病，主要临床表现为贫血、出血、感染。在中医学中属于“虚劳”“血虚”“髓劳”等范畴。

再生障碍性贫血按病程分为急性再生障碍性贫血及慢性再生障碍性贫血，慢性再生障碍性贫血最主要的临床症状是贫血，时有发热、出血。沈金鳌的《杂病源流犀烛·虚损痨瘵源流》提到：“其所以致损者有四，曰气虚，曰血虚，曰阳虚，曰阴虚，阳气阴血，精又为血本……此虚损之大概。”

再生障碍性贫血的中医治疗分为两个阶段。20 世纪 80 年代以前，再生障碍性贫血分型不统一，多数学者认为本病以气血亏虚为主，治疗上以益气补血为主要思路，脏腑辨证分为心肝阴虚型、脾肾两虚型、心脾两虚型。方药主要以归脾汤、人参养荣汤为主。但临床疗效不显著，没有显著改善血象及患者的生存质量。20 世纪 80 年代以后，经过几次中西医结合血液病学术会议的讨论，将急、慢性再生障碍性贫血分为急劳髓枯型、阴虚型、阳虚型、阴阳两虚型。但这种分型没能与五脏辨证联系起来，临证时五脏归属不明确，影响治疗。1989 年 6 月在大连召开的全国中西医结合血液病研讨会上，周老等血液学专家对再生障碍性贫血进行规范化辨证分型，将再生障碍性贫血辨证分型与肾联系，分为肾阴虚型、肾阳虚型、肾阴阳两虚型。周老倡导“从肾论治”思路，应用大菟丝子饮治疗再生障碍性贫血，明显提高了临床疗效。

近年来，结合西医学对再生障碍性贫血的认识，一般认为本病的病位在骨髓，为了与其他一般性的虚劳疾病相区别，故统一将其命名为“髓劳病”。将慢性再生障碍性贫血命名为“慢髓劳”，将急性再生障碍性贫血命名为“急髓劳”。

第二节　周霭祥对再生障碍性贫血的认识及治疗

一、再生障碍性贫血分为三型

周老认为再生障碍性贫血属于中医学“虚劳”“虚损”“血虚”“血证”等范畴。六淫、七情、饮食等相关致病因素，以及西医学认为的化学、物理、生物等因素，伤及脏腑气血，尤其是影响到肝、脾、肾及骨髓，因而出现虚劳诸证。外感六淫可以直中三阴（肝、脾、肾），过思、过劳伤及脾、肾，邪毒（药物、理化类致病因素）入血伤及骨髓，致使肾不藏精、脾失运化，精血不能化生，发为本病。偏肾阳虚，病久致脾阳不振，脾肾阳虚；偏于肾阴虚，则水不涵木，肝肾同病，肝肾阴虚；肾阴日久不复，阴损及阳，致肾阴阳两虚。《黄帝内经》记载“精气内夺则积虚成损，积损成劳”，《类证治裁》载“凡虚损起于脾肾，劳多起于肾经”，说明这种虚损由于精气内夺引起，并与脾、肾有关。精气内夺，气血两虚，容易招致感染，引起发热，亦即“邪之所凑，其气必虚”“正气存内，邪不可干”。由此，周老认为治疗再生障碍性贫血要从心、脾、肾入手，尤其应从治肾着手。

周老主要采用脏腑辨证，认为再生障碍性贫血本质是虚劳，肾虚是根本，气血两虚是其标，发热、出血是正气亏虚所引起的继发改变，肾的阴阳偏衰在发病中起主要作用并贯彻疾病的整个过程，因此，他强调治疗要抓住治肾这个本质，主张再生障碍性贫血中医分型可分为肾阴虚、肾阳虚、肾阴阳两虚。本病最终均导致气血两虚，故临床表现以血虚失荣之贫血、气虚失于统摄之出血为主；总治疗原则是“培其不足，不可伐其有余”。辨证需根据四诊资料辨清是以肾阴虚为主还是肾阳虚为主，再分别采用滋补肾阴药或温补肾阳药。同时遵循中医“阴阳互根”“孤阴不生，独阳不长”的理论。阴虚型患者，以滋补肾阴为主，适当加入温补肾阳药；阳虚型患者，以温补肾阳为主，适当加入滋补肾阴药。因气血亏虚为再生障碍性贫血的常见证候并贯彻始终，益气养血之当归补血汤等方剂也为临证常用。阴虚者宜甘润益肾之剂以滋阴，使虚火降而阳归于阴，即“壮水之主，以制阳光”；阳虚者宜甘温益气之品以补阳，使沉阴散而阴从于阳，即“益火之源，以消阴翳”；至于阴阳两虚、气血两伤者，则宜阴阳气血并补。

再生障碍性贫血的临床表现主要有三方面，即血虚、出血和发热。治疗也是针对这三方面进行。三者当中血虚是本，出血和发热是标。一般血虚是主要矛盾，应重点治疗；一旦出现严重的出血和发热，并危及生命，则矛盾转化，出血和发热上升为主要矛盾，这时治疗重点应放在出血或发热上。周老用药，以补肾生髓为本，其次补脾，兼顾气血，尤善用血肉有情之品填精益髓。

（一）肾阴虚型

主症：头晕目眩，耳鸣，口干、咽干，腰酸，五心烦热，盗汗，面白无华，口唇色偏红，皮肤紫癜，月经量多，舌质淡，舌苔少，脉数或细数。

治法：滋补肝肾，益气养阴。

组成：大菟丝子饮加减

菟丝子 15g	女贞子 15g	枸杞子 20g	熟地黄 15g
制首乌 10g	山萸肉 10g	旱莲草 15g	桑　椹 30g
补骨脂 15g	黄　精 10g	仙鹤草 30g	

（二）肾阳虚型

主症：畏寒肢冷，腰酸腿软，四肢无力，小便清长，阳痿，食欲不振，腹胀便溏，月经色淡，或有水肿，面色苍白，舌胖有齿痕，舌质淡、苔白，脉虚大或沉缓。

治法：温补脾肾，补肾助阳。

组成：十四味建中汤加减

菟丝子 15g	女贞子 15g	桑　椹 30g	人　参 10g
白　术 12g	茯　苓 15g	甘　草 10g	当　归 10g
白　芍 10g	川　芎 10g	熟地黄 15g	黄　芪 15g
肉　桂 5g	附　子 10g	麦　冬 30g	肉苁蓉 15g
法半夏 10g			

（三）肾阴阳两虚型

主症：手脚心热，盗汗，口渴咽干，不思饮，畏寒，便溏，面白无华，舌淡、苔白，脉细数或虚大无力。

治法：阴阳双补。

组成：

仙　茅 15g	淫羊藿 15g	巴戟天 15g	胡芦巴 10g
补骨脂 15g	肉苁蓉 10g	熟地黄 15g	制首乌 10g
女贞子 30g	枸杞子 20g	桑　椹 30g	

对于久用补益法无效且无出血倾向者，周老建议应尝试活血化瘀法，药用丹参、鸡血藤、川芎、当归、赤芍之类，如此治疗不乏取得疗效者。至于使用滋阴、补阳处方时，周老常遵循“阴为阳之基本，阳为阴之统帅”的观点以遣方用药，当补阴者在补阴为主的药中加少量补阳药，当补阳者在补阳为主的药中加少量滋阴药，这样就不会有孤阴不生、独阳不长之虞。

另外，周老注意引导患者在生活起居方面的调养，嘱咐轻、中度贫血患者可以适当运动，如散步、打太极拳等，动静结合，增强代谢，促进血液循环以改善食欲和睡眠，但切忌过多、过猛活动，以免增加耗氧及发生意外。鼓励患者注意饮食调养，在饮食均衡前提下，嘱其注意优质蛋白的摄入，适量增加一些富含维生素及造血原料且易消化的食物，如猪肝、豆类、蛋类、新鲜蔬菜、水果等，禁食辛辣食品及酒类。积极预防及观察出血，注意调寒温预防感染。

现代药理研究也证实女贞子有刺激造血系统恢复造血功能的作用。旱莲草内服、外用对各种原因引起的出血均能起到止血作用。补骨脂归脾、肾经，温补脾肾，具有刺激造血及止血的作用。淫羊藿入肝、肾经，补肾壮阳。枸杞子归肝、肾经，养阴补血。制首乌归心、肝、肾经，补肝肾、益精血，且不寒、不腻、不燥，故为滋补良药。当归归肝、心、脾经，补血活血，补血不留瘀，有改善造血功能作用。人参、黄芪归肺、脾经，均有补气固表、改善血液和造血功能的作用。熟地黄归心、肝、肾经，养血滋阴，为补益肝肾之良药，兼具刺激造血及止血作用。黄精归肺、脾、肾经，滋脾阴、补脾气、益肾精。山萸肉归肝、肾经，性温，补益肝肾。因阴虚型再生障碍性贫血多有虚火迫血妄行之证，出血症状常见且较重，故还佐一味仙鹤草以收敛止血，现代研究发现其对各种类型的出血均有止血作用。

二、提出“髓亏是本”，掀开再生障碍性贫血治疗的新篇章

（一）中西医参合，提出再生障碍性贫血中医病位在“髓”

周老从事中西医结合血液病临床和科研工作70余年，对血液病的中西医诊断与治疗有着丰富的经验和独到的见解。他倡导的“从肾论治”治疗再生障碍性贫血的理论与经验，不但得到了临床实践的认证，也得到了中西医血液学界的认同。

中医学中无再生障碍性贫血的病名。根据急性再生障碍性贫血发病急骤及所呈现的显著贫血、严重出血、伴有高热等特点，多将其归为“急劳”“热劳”“血证”等范畴；而慢性再生障碍性贫血病程缓慢，以贫血为主，出血、感染相对较轻，因而一般将其归为“虚劳”“血虚”或“血证”等范畴。中医学既往对疾病的诊断多是症状学诊断。周老认为，随着时代的发展，中医应针对西医疾病做出相对应的固定的中医诊断，这样才更能揭示疾病的本质，便于指导诊疗与交流合作，这不是中医西化，而是中西医结合对中医事业发展做出的重要贡献，是中医学发展的需要。中医疾病的病名诊断也正是在临床实践中随着认识的不断深入而不断发展的。如肺结核一病，唐宋以前曾有“尸注”“劳注”“飞尸”“骨蒸”“伏连”“劳嗽”等十余种病名，以致医生对本病的认识十分混乱，故李中梓有“使学者惑于多歧”之说；随着医学的发展和认识的深入，宋代以后的医家认识到肺痨是感染“瘵虫”所致，以“痨瘵”统诸称，现在教材则以“肺痨”命名，已经广为医家接受。

周老认为，再生障碍性贫血的中医诊断应固定为“虚（髓）劳”一病。再生障碍性贫血以髓枯精亏、气血虚（骨极、精极、血极）为主要矛盾，但髓亏是本，血虚是标，出血与高热是正气亏虚后的继发改变，若单以“血虚”“血证”诊断不能概括髓亏这一本质改变，而以

"虚（髓）劳"诊断则既可反映血虚、气虚血溢，又能提示"精极""骨（髓）极"的本质。急性再生障碍性贫血发病急重，应命名为"急髓劳"，"热劳"与"血枯"同样不能概括本病本质。慢性再生障碍性贫血应命名为"慢髓劳"。

1989 年 6 月在大连召开的全国中西医结合血液病研讨会上，周老等血液病学专家对再生障碍性贫血进行规范化的中医辨证分型，将再生障碍性贫血分型与肾联系，分为肾阴虚、肾阳虚、肾阴阳两虚 3 型。如今周老所提出的"髓劳"命名及对再生障碍性贫血的诊疗观点被血液界同仁广泛接受，取得了专家共识。本病的病位在骨髓，为了与其他一般性的虚劳疾病相区别，统一命名为"髓劳病"。将慢性再生障碍性贫血命名为"慢髓劳"，急性或急性再生障碍性贫血命名为"急髓劳"。

（二）再生障碍性贫血的发生是肾虚精亏在前，气血亏虚在后

中医早在《黄帝内经》时代已经认识到骨髓与精的充盛及气血充盈密切相关。

周老认为髓劳（再生障碍性贫血）的基本病机是肾虚精亏，骨髓空虚，气血无以化生。中医学认为血液的生成不但与脾、肾两脏有密切关系，且与骨中精髓亦相关。如《灵枢·痈疽》云："肠胃受谷……中焦出气如露，上注溪谷，而渗孙脉，津液和调，变化而赤为血……骨伤则髓消，不当骨空……血枯空虚……"这说明血液充养骨髓，骨有病变则骨髓伤，也导致血枯。另外，精可化生血液，《灵枢·经脉》有载，"人始生，先成精，精成而脑髓生，骨为干，脉为营……脉道以通，血气乃行"，《张氏医通》也有"精不泻，归精于肝而化清血"的论述，说明精在血液生成中的重要作用。所以《灵枢·决气》中"何谓血？岐伯曰：中焦受气取汁，变化而赤，是谓血"，指出血液的生成，以脾胃从饮食水谷摄取的精微物质为基础，必须经过"变化"才生成血液。除脾胃外，骨髓与精也参与了这一变化的重要过程。

综合中医理论与西医学的知识，周老进一步指出：髓劳的病因病机与一般虚劳病因病机有所不同。一般虚劳多因久病致虚，或饮食房劳所伤，久虚不复而致，气血虚在前，肾虚精亏多在后期，即所谓"五脏之病，穷必及肾”。而髓劳多因禀赋薄弱、素体亏虚，复因误治失治、用药不当或接触毒物，或邪气过盛，直伤骨髓精气，导致髓亏肾虚精耗，本源受损，气血无以化生，四肢百骸失养而成急髓劳则禀赋更弱、邪毒更甚、髓伤尤重，故而其势更汹。总之，虚（髓）劳的髓伤肾虚精亏在先，气血虚在后。

（三）虚损与瘀血、痰湿、邪毒的虚实关系

虚（髓）劳虽以虚损为主要表现，但也可因虚致实，虚实夹杂，总以肾虚为本。比如痰湿、湿热、血瘀与髓亏精虚的关系，近年来有人认为虚（髓）劳是湿热内盛、瘀血阻滞等所致，周老认为痰湿、湿热、血瘀等只是虚（髓）劳某个阶段的继发表现，在特定阶段可能表现得比较突出，但不能反映疾病的全过程，且在治疗上也并未脱离补肾这一主旨而自成体系。另外，邪毒与髓亏精虚亦密切相关，有些虚（髓）劳发病与热毒感染有关，故有主张以解毒为主治疗虚（髓）劳。周老认为虚（髓）劳之毒是病因之一，其毒为一过性，伤精（髓）之后并不像白血病那样持续存在。毒邪具有阶段性，而精（髓）伤则贯穿始终，这在急髓劳的病程中尤为突出。

（四）补肾填精与益气生血的标本关系

髓亏精虚致五脏六腑四肢百脉失养，可出现诸虚损之症，五脏虚证各有不同。虚损日久，因虚致实。如久病入络，产生血虚血瘀；五脏虚损，功能失常，又致痰湿等有形邪气内生；正虚易感外邪，虚证基础上可见高热等。若按以上症状论治，则莫衷一是，不能抓住髓亏精虚的本质。周老认为虚（髓）劳的症状虽复杂多变，然髓亏精虚、气血不足是其本质——即“证”，治疗应以补肾填精养髓为主，然后随症加减，这样治疗不仅不悖辨证论治之本，而且是辨证论治真正体现；相反，离开了髓亏精虚这一主线，分型复杂、按型论治，反失治病求本之意。

再生障碍性贫血患者疾病初期往往最先和主要表现为气血亏虚、五脏失养，可伴有肾虚髓亏症状，也可不出现肾虚髓亏症状。在早期治疗再生障碍性贫血的实践中，以补脾益气生血的方法治疗也取得了疗效。对此，周老指出气血亏虚引起的一系列表现是疾病的外在表现，不反映疾病的本质。肾为先天之本，受五脏六腑之精而藏之，虚（髓）劳肾虚精伤之初，尚能受其余四脏精气之补充，肾脏尚可自救，因而本脏虚损尚不明显；但精伤髓亏，不能化生气血，气血无以补充，因而肾虚髓亏之质反以气血虚为主要表现，这正是虚（髓）劳的特点，而这一特点又由肾脏的特殊性——肾藏五脏六腑之精决定的。精（髓）虚是本，血（气）虚是标，健脾补气生血也能取得初步疗效是治标的结果，进一步的医疗实践证明，补肾能取得更好的疗效是治本的结果。

三、中医治疗再生障碍性贫血的临床思路

（一）以肾虚为核心，辨证分型论治

周老认为，再生障碍性贫血由于六淫、七情、饮食，包括西医学认为的化学、物理、生物等因素，伤及气血脏腑，尤其是伤及心、脾、肾三脏而出现气血两虚、虚劳诸症，其本质上是虚劳，肾虚是其根本，气血两虚只是其标。发热、出血则是正气亏虚后的继发改变，故治疗要抓住治肾这个本质。肾虚之证一般有阴虚、阳虚两类，总的治疗原则是“培其不足，不可伐其有余”。阴虚者宜甘润益肾之剂，以补阴配阳，使虚火降而阳归于阴，即“壮水之主，以制阳光”；阳虚者宜甘温益气之品，以补阳配阴，使沉阴散而阴从于阳，即“益火之源，以消阴翳”；至于阴阳俱虚，气血两伤者，就宜阴阳气血并补。用药以补肾生髓药为本，其次补脾，兼顾气血，尤宜用血肉有情之品填精益髓。患者以肾阴虚证候为主时，或兼有轻度出血现象，治宜滋阴补肾，常以大菟丝子饮为主方，药用菟丝子、女贞子、枸杞子、熟地黄、制首乌、山萸肉、旱莲草、桑椹、补骨脂等；以肾阳虚证候为主者，治宜补肾助阳，药用仙茅、淫羊藿、巴戟天、胡芦巴、补骨脂、菟丝子、女贞子、肉苁蓉、当归、桑椹等；病程久兼有脾肾阳虚证候者，治以十四味建中汤，药用人参、白术、茯苓、甘草、当归、白芍、川芎、熟地黄、黄芪、肉桂、附子、麦冬、肉苁蓉、法半夏等；兼有肾阴虚、肾阳虚证候者，以阴阳双补为法，药用熟地黄、枸杞子、制首乌、山萸肉、玄参、菟丝子、补骨脂、淫羊藿、肉苁蓉、巴戟天、黄芪、当归等。对于久用补益

法无效且无出血倾向者，亦可尝试用活血化瘀法，药用丹参、鸡血藤、川芎、当归、赤芍之类，不乏取得疗效者。应用补阴、补阳处方时，常遵循阴为阳之基、阳为阴之统的阴阳学说以遣方用药，当补阴者在补阴为主的药中加少量补阳药，当补阳者在补阳为主的药中加少量补阴药，这样就不致有孤阴不生、独阳不长之虞。

（二）在辨证分型的基础上，根据病情分期论治

（1）进展期（危重期）。此期病情进行性加重，血象三系下降，输血频繁，常伴发热和出血，多见于急性再生障碍性贫血或慢性再生障碍性贫血初发患者及肾阴虚型患者。此期治疗强调中西医结合，多种药物配合输血综合治疗。中医以滋阴补肾、凉血解毒为法，标本兼治。发热、出血重者也可以治标为主，在上述滋阴补肾的基础上，加用或重用清热解毒、凉血止血药，如金银花、连翘、栀子、蒲公英、板蓝根、生地黄、牡丹皮、白茅根、生地榆、藕节等。

（2）好转期（稳定期）。此期病情趋于稳定，无明显出血与发热，血象稳定或略有回升，输血间隔期明显延长，或已脱离输血。此期以治本为主，多按前述肾阴阳双补法治疗。

（3）恢复期（缓解期）。此期血象明显上升，血红蛋白及红细胞已达到或接近正常，白细胞及血小板也有一定上升，完全脱离输血 3 个月以上，已无出血或发热。此时阴虚、阳虚证候已不明显，治疗仍以补肾为主，多阴阳双补。此期治疗时间至少 1 年以上，用药逐渐减少及减量。

（三）根据并发症的轻重，重点论治

再生障碍性贫血的临床表现主要有三方面，即血虚、出血和发热。一般治疗也是针对这三方面进行。三者当中，血虚是本，出血和发热是标。在一般情况下，血虚是主要矛盾，应重点治疗血虚，一旦出现严重的出血和发热，则矛盾转化，出血和发热会威胁生命，可上升为主要矛盾，这时治疗的重点应放在出血或发热上。出血和感染为再生障碍性贫血的两个主要并发症，这两者影响预后，也是再生障碍性贫血致死的主要原因，要重视中医中药对再生障碍性贫血并发症的治疗。

（1）出血的治疗。再生障碍性贫血的出血，首先应辨虚实，再辨寒热，其次辨脏腑归属。主要有虚热、实热、气虚三种出血。轻度出血一般在治疗贫血的方药中加入止血药，出血重者则以止血为主。

虚热出血：多见出血缓慢、量少、色鲜红，每有低热、手足心热、盗汗，舌质红，脉细数；治以滋阴退热，凉血止血；常用滋阴退热药有生地黄、沙参、麦冬、天冬、玄参、石斛、百合、玉竹、女贞子、龟板、鳖甲，常用凉血止血药有牡丹皮、侧柏叶、白茅根、白及、藕节、旱莲草、大蓟、小蓟、仙鹤草、茜草、地榆、紫草、槐花；常用方有犀角地黄汤、玉女煎、大补阴丸、茜根散等。

实热出血：多见出血骤起、量多、色鲜红，每有发热，舌苔黄，脉数有力；治宜清热泻火，凉血止血；常用清热泻火药有黄芩、黄连、黄柏、大黄、栀子、生石膏等；常用方有泻心汤、龙胆泻肝汤、十灰散等。

气虚出血：多为慢性出血，量多少不一，色淡，下部出血居多，并有乏力、气短、自汗、面白唇淡，或有形寒怕冷，舌质淡、苔薄白，脉沉细无力；治宜补气摄血。常用方剂有归脾汤、补中益气汤、黄土汤等。

（2）发热的治疗。再生障碍性贫血的发热，主要原因有阴虚、气虚、感染三种。前两种为本病引起，一般为低热，根据证候表现，予以益气养阴，辨证施治；感染引起者，一般体温较高，常有恶寒，根据感染的局部症状可找到感染灶。病邪在表者宜解，在气者宜清、宜泻，在营、在血者宜清、宜凉。根据感染部位选方用药：感冒发热等上呼吸道感染常用银翘散、桑菊饮；口腔感染常用黄芩、山豆根、牛蒡子、马勃、桔梗、甘草；肺部感染用石膏、黄芩、鱼腥草、苇茎等，常用方剂为麻杏石甘汤、千金苇茎汤；肠道感染用黄芩、黄连、秦皮、白头翁、广木香、槟榔等，方用葛根芩连汤、白头翁汤、香连丸；尿路感染用黄柏、栀子、瞿麦、萹蓄、车前草、滑石等，方用八正散、萆薢分清饮等；软组织感染用蒲公英、紫花地丁、金银花、连翘、败酱草、黄芩、黄连、黄柏、栀子、赤芍、牡丹皮等，常用方有黄连解毒汤、五味消毒饮，局部外敷如意金黄膏；败血症可选用清瘟败毒饮、黄连解毒汤等。

由于本病正气多虚，在祛邪的同时，须注意扶正。

四、创“从肾论治”思想，使再生障碍性贫血疗效更上一层楼

周老认为再生障碍性贫血的致病机制在于骨髓造血功能衰竭，导致外周血血细胞减少。从致病机制重新反思再生障碍性贫血的中医辨证，认为“肾主骨生髓”“精血同源”，虽然气血生成依赖于后天补养及转化，但“肾中元阴、元阳是气血化生之动力及源泉”，“肾中阳气衰败，气血无以化源；肾中精气亏耗，泉源枯涸”，主张虚（髓）劳多因禀赋薄弱、素体亏虚，复因误治失治、用药不当或接触毒物，或邪气过盛，直伤骨髓精气，导致髓亏肾虚精耗，本源受损，气血无以化生，四肢百骸失养而成。急（髓）劳者则禀赋更弱、邪毒更甚、髓伤尤重，故而其势更汹。《黄帝内经》记载：“精气内夺则积虚成损，积损成劳。”《类证治裁》记载：“凡虚损起于脾胃，痨瘵多起于肾经。”据此，周老提出和倡导“从肾论治”“补肾填精”思想。

20 世纪 70 年代末，周老在当时的科主任朱颜的带领下与科内同事等一起寻求古训，从古代医书《太平惠民和剂局方》中找到补肾方“菟丝子丸”，主治肾气虚损、五劳七伤、目眩耳鸣、心悸气短，这些症状与再生障碍性贫血的症状颇为相似，但是该方药味多，有的药还不易找到，于是他们将原方增减，命名为“大菟丝子饮”，试用于治疗再生障碍性贫血，取得良效。经过对 84 例再生障碍性贫血患者的治疗观察，有效 59 例，有效率 70. 2%，开创了补肾法治疗再生障碍性贫血的先河。此科研成果获 1978 年全国医药卫生科学大会奖。周老进一步对方药去粗存精，增加样本数，第二阶段入组 140 例，总有效 115 例，有效率 82. 1%，比第一阶段的疗效有明显提高。此课题获 1985 年度中国中医研究院科技成果二等奖，以及 1986 年度全国（部级）中医药重大科技成果乙级奖，相关论文发表在《中华血液学杂志》上。1986 年中日血液学学术会议上就此研究成果进行了大会交流。第三阶段周老为了推广科研成果，适应全国患者需要，申请到国家“七五”攻关课题，将“大菟丝子饮”再一次做了调整，使其更能切合再生障碍性贫血的病情，并将汤剂改为片剂，改名为益肾生血片，治疗再生障碍性贫血患

者106例，有效87例，有效率82.1%，保持了与汤药相同的疗效。实验研究表明，该方可促进骨髓造血干细胞的增殖、提高抗感染能力，从而治疗再生障碍性贫血。此课题获1997年度中国中医研究院科技成果二等奖。周老的一系列对再生障碍性贫血的研究成果获得中国中西医结合学会2007年科学技术奖。

（一）治疗再生障碍性贫血不可为标象所迷，始终勿偏离补肾主旨

再生障碍性贫血为髓亏精虚致五脏六腑四肢百脉失养，可出现诸虚损之证，五脏虚证各有不同。虚损日久，因虚致实。如久病入络，产生血虚血瘀；五脏虚损，功能失常，导致痰湿等有形邪气内生；正虚易感外邪，虚证基础上可见高热等。若按以上症状论治，则莫衷一是，不能抓住髓亏精虚的本质。周老认为虚（髓）劳的症状虽复杂多变，然髓亏精虚、气血不足是其本质——即"证"，治疗应以补肾填精养髓为主，然后随症加减，这样治疗才不悖辨证论治之本，才是辨证论治的真正体现；相反，离开了髓亏精虚这一主线，分型复杂、按型论治，反失治病求本之意。

再生障碍性贫血患者疾病初期主要表现为气血亏虚、五脏失养，可伴有肾虚髓亏症状，也可不出现肾虚髓亏症状。在早期治疗再生障碍性贫血的实践中，以补脾益气生血的方法治疗也取得了疗效。对此周老指出气血亏虚引起的一系列表现只是疾病的外在表现，不能反映疾病的本质。肾为先天之本，受五脏六腑之精而藏之，虚（髓）劳肾虚精伤之初，尚能受其余四脏精气之补充，肾脏尚可自救，因而本脏虚损尚不明显；但精伤髓亏，不能化生气血，气血无以补充，因而肾虚髓亏之本质反以气血虚为主要表现，这正是虚（髓）劳的特点，而这一特点又由肾脏的特殊性——肾藏五脏六腑之精决定的。精（髓）虚才是本，血（气）虚是标，健脾补气生血也能取得初步疗效是治标的结果，临床诊治不可被气血亏虚的标象迷惑，应看明白病机之根本，明确补肾才是治本，才能取得更好的、长期的疗效。

（二）遣方用药，阴阳并重，兼顾兼症

对于虚（髓）劳的治疗，周老十分推崇明代名医张景岳《新方八阵·补略》之法："补方之制，补其虚也……其有气因精而虚者，自当补精以化气；精因气而虚者，自当补气以生精……故善补阳者，必于阴中求阳……善补阴者，必于阳中求阴……"

虚（髓）劳气血虚因于精（髓）之不足，周老用药以补肾填精为本，兼顾气血，阴阳并用，随证加用活血、化湿、解毒、止血之味。以中医理论为指导，结合现代药理研究，形成治疗虚（髓）劳的用药体系。

肾阴虚者，多用熟地黄、制首乌、枸杞子、女贞子、旱莲草、山药、山萸肉、黄精、桑椹等，并酌加补骨脂、菟丝子补阳助阴。

肾阳虚者，多用菟丝子、补骨脂、巴戟天、肉苁蓉、仙茅、淫羊藿、锁阳等，同时加用少量养阴之品。

气血虚者，选用黄芪、当归、党参、白芍、白术、茯苓、人参、山药、龙眼肉、甘草、太子参等。

阴阳俱虚者，治以阴阳双补；阴阳偏虚不明显者，常用填精益髓之味。周老尤善用血肉有情之品：补阴用龟板胶、鳖甲；助阳用鹿茸、鹿角霜、鹿角胶、黄狗肾；补气用紫河车；补血用阿胶、猪脊髓、牛羊骨髓。

临证有些患者经过补肾治疗一段时间后，逐渐出现腹胀、纳差、舌苔厚腻，这是因为肾虚导致脾虚，虚不受补所致，可暂时先补脾为主，后补肾。中西医结合治疗的患者病程中出现湿热者（如服西药司坦唑醇伤肝者），加茵陈、泽泻、郁金、益母草等。

对兼见血瘀者，多选用既有活血之功、又有养血之效的鸡血藤、赤芍、丹参、当归、虎杖、红花等平和之药，避免应用三棱、莪术类燥烈峻猛之药，以防动血。

对急性再生障碍性贫血，补肾兼用解毒；急性期过后，专事补肾。解毒用生地黄、犀角、大蓟、小蓟、紫草、丹皮等。对少数儿童再生障碍性贫血，补肾易生热者，多佐用板蓝根、蒲公英、土茯苓等。

出血明显者，加用羊蹄、土大黄、虎杖、三七、白及、藕节、仙鹤草、水牛角等。

五、“从方论证”论治再生障碍性贫血

中医治疗再生障碍性贫血优势明显。周老从医 70 余年，在血液系统疾病的临床实践中积累了丰富的经验，对于再生障碍性贫血，倡导以“补肾”为中心进行辨证施治，取得了显著的疗效。周老强调再生障碍性贫血病机关键在于肾精亏虚为本，气血亏虚为标。以此理论为基础，周老善用十四味建中汤、大菟丝子饮治疗再生障碍性贫血，取得疗效。以下从方证论治角度探讨此两方的临床应用。

（一）十四味建中汤方证论治

十四味建中汤源于《太平惠民和剂局方》，又名大建中汤，由当归、白芍、白术、甘草（炙）、人参、麦冬、川芎、肉桂、附子、肉苁蓉、半夏、黄芪、茯苓、熟地黄组成。原方主治脾肾久虚、荣卫不足之形体羸瘦、短气嗜卧、寒热头痛、咳嗽喘促、吐呕痰沫、手足逆冷、面白脱色、小腹拘急、百节尽疼、夜卧汗多、梦寐惊悸、大便滑利、小便频数、失血虚极、心忪面黑等症。由方子组成及方名可知，本方重点在于建中焦，益气养血，辅以温肾，益火之源，以助脾土。周老运用此方治疗肾精亏损、脾肾阳虚，但临证以气血不足为突出表现的证型。常见于慢性再生障碍性贫血，其临床用方指征为形体羸瘦、短气乏力、嗜卧、畏寒喜暖、舌淡、苔白、脉细微等。

周老认为再生障碍性贫血病机为肾精亏虚为本，气血亏虚为标，但疾病的不同阶段表现不一，肾阳虚、肾阴虚、肾阴阳两虚是再生障碍性贫血常见和基本的证型，在这基础上还能见到气血亏虚之象，有时气血亏虚之象可覆盖本证，表现为主要症候群。十四味建中汤就是适合此种证型的方药，既考虑到中焦脾胃，也顾及疾病根本。本方适用于肾阳虚为本，但以气血亏虚为主要临床表现的证型。常见于慢性再生障碍性贫血患者病程缠绵、气血虚极者，此时虽疾病本在于肾阳虚，但表象上以脾阳虚、脾气虚症状为多。此方在周老治疗再生障碍性贫血的整体思路中只是阶段性应用，通过以十四味建中汤调理中焦后，最终会回归到补肾填精的治疗方针上。这是周老再生障碍性贫血治疗中灵活应用方证理

论的体现，兼顾脾胃，但没有脱离补肾宗旨。

（二）加味大菟丝子饮方证论治

菟丝子丸载于《太平惠民和剂局方》，主要用于治疗肾气虚损、五劳七伤、目眩耳鸣、心悸气短等。20 世纪 60 年代，在名医朱颜的带领下，以此方为基础几番斟酌及加减最终形成协定方“大菟丝子饮”，应用于临床，将再生障碍性贫血中医治疗有效率提高到 80% 以上。以大菟丝子饮为基础的课题获得当年国家“七五”攻关课题立项支持，其取得的成果获 1985 年度中国中医研究院科技成果二等奖及 1986 年度全国（部级）中医药重大科技成果乙级奖。周老又在“大菟丝子饮”基础上加以调整，形成“加味大菟丝子饮”。

组成：加味大菟丝子饮

炙黄芪	当　归	白　芍	熟地黄
女贞子	旱莲草	菟丝子	补骨脂
枸杞子	何首乌	山萸肉	卷　柏
巴戟天	太子参	仙鹤草	紫　草

大菟丝子饮专攻补肾填精，阴阳双补。方中以熟地黄为君药，统领诸药，填精益肾。周老认为再生障碍性贫血的基本病机以肾虚为本，气血不足为标，病位主在肾，次在脾，所以在原方大菟丝子饮基础上加入炙黄芪、当归益气补血，加太子参健脾，加仙鹤草、紫草兼顾血分。此方为治疗再生障碍性贫血基础方，阴阳双补。正如张景岳所说：“善补阳者，必于阴中求阳，则阳得阴助而生化无穷；善补阴者，必于阳中求阴，则阴得阳升而源泉不竭。”

此方是周老治疗再生障碍性贫血要方，方中没有刚烈燥热之助阳补阳药，而由甘温滋润之品组成，以达填精固肾之效。周老根据再生障碍性贫血不同病程及不同临床表现，将大菟丝子饮加减化裁发挥到极致。

肾阴虚者，手足心热、心烦、盗汗、舌红体瘦、苔黄为特征。熟地黄改为生地黄，或生地黄与熟地黄并用，加大女贞子、旱莲草用量，火旺者加用知母、黄柏。

肾阳虚者，以怕冷喜温、四肢不温或厥逆、便溏、腰膝酸软、舌淡胖边有齿痕、苔白滑为特征。加用锁阳、肉苁蓉、仙茅、淫羊藿等，四肢厥逆者加用制附子、肉桂以助阳散寒。

再生障碍性贫血病机虽是肾精亏虚为本、气血亏虚为标，但在疾病的不同阶段临床表现差异较大，有时气血亏虚之象可覆盖本证，表现为主要症候群，常见乏力嗜睡、心悸怔忡、少气懒言等。此时可加大炙黄芪量，亦可用四君子汤益气健脾，加山药、龙眼肉等。

再生障碍性贫血患者经过长期输血，见颜面黧黑、皮肤黏膜瘀斑，为瘀血征象，又“久病必瘀”“虚久必瘀”“瘀血不去，新血不生”，体内铁沉积，骨髓铁负荷增加导致造血功能进一步受损，均可以用中医瘀血理论解释。久病、久虚，气血推动乏力、运行不畅，均可致瘀血表现。可加用丹参、鸡血藤、赤芍、虎杖等，但应避免应用三棱、莪术类燥烈峻猛之药，以防动血。

对于急性再生障碍性贫血，可补肾兼解毒。解毒多用生地黄、水牛角、大蓟、小蓟、紫草、丹皮等。对少数儿童再生障碍性贫血患者，因补肾易生热，多佐用板蓝根、蒲公英、土茯苓等。

出血明显者，加用羊蹄、土大黄、虎杖、三七、白及、藕节、仙鹤草、水牛角等。

六、用动物实验证明益肾生血片能促进骨髓造血功能恢复

益肾生血片，由熟地黄、补骨脂、炙黄芪、当归、旱莲草、仙鹤草等水煎后提取压片而成。经动物实验验证，益肾生血片能促进骨髓造血功能恢复。具体实验过程介绍如下。

（一）实验方法

1. 材料

（1）动物。LACA 雄性小鼠，8～10 周龄，17～20g，由军事医学科学院实验动物中心提供。

（2）药物及试剂。①益肾生血片：由西苑医院药厂提供，由熟地黄 200g、补骨脂 100g、黄芪 200g、当归 100g、旱莲草 100g、仙鹤草 200g 等中药组成，水煎后提取压片，批号 92081。每片 0.5g，含生药量

1.79g/片，加蒸馏水溶成40.25%浓度溶液待用。②白消安（马利兰），北京制药厂产品，2.0mg/片，加蒸馏水配成0.05%混悬液待用。③司坦唑醇（康力龙），广西壮族自治区南宁制药企业集团公司产品，2.0mg/片，加蒸馏水配成0.05%混悬液待用。④鸡红细胞悬液：取健康来亨鸡翼下静脉血，按1∶4的比例与Aisevers液混匀，置4℃冰箱保存，用前以无菌生理盐水洗涤离心共3次，配制成5%鸡红细胞悬液。⑤金黄色葡萄球菌ATCC25923，致病性大肠杆菌ATCC25922，均由西苑医院细菌室提供。

2. 方法

（1）动物造模及分组。小鼠再生障碍性贫血模型的建立：为模拟造血损伤，我们用白消安（马利兰）连续口服给药制成小鼠再生障碍性贫血模型。以白消安（马利兰）按照4ml/（kg·d）灌胃给药45天，75%的被给药小鼠外周血白细胞、血小板、血红蛋白较正常小鼠降低1/3以上，成为小鼠再生障碍性贫血模型。此时小鼠股骨内多能造血干细胞数为正常对照组的42.4%（马利兰组为3237±435，正常对照组为7631±482，$P<0.05$），并在停白消安（马利兰）后第6天，马利兰组为2178±329，正常对照组为7019±513，$P<0.05$，表明白消安（马利兰）可使造血干细胞受到损伤，数量明显减少，且恢复较慢，可用于观察药物对造血功能的影响。造模成功小鼠随机分为4组，即模型对照组、阳性对照组、中药组1、中药组2，另以正常LACA小鼠作为正常对照组。

（2）益肾生血片对再生障碍性贫血模型小鼠造血干细胞、造血祖细胞的影响。用骨髓造血干细胞培养方法，观察益肾生血片对造血损伤小鼠股骨多能造血干细胞、红系祖细胞、粒系祖细胞和成纤维细胞祖细胞的影响。再生障碍性贫血模型小鼠随机分为4组。益肾生血片两个剂量组按8.0g/（kg·d）（中药组1）、4.0g/（kg·d）（中药组2）不同浓度等体积灌胃，每天两次，灌胃10天；阳性对照组以司坦唑醇（康力龙）4mg/（kg·d）灌胃10天；模型对照组以等体积生理盐水灌胃10天；同时用正常LACA小鼠10只以等体积生理盐水灌胃10天作为正常对照组。停药次日测定小鼠股骨内多能造血干细胞集落（CFU－S）、粒系祖细胞集落（CFU－C）、红系祖细胞集落（CFU－E）、成纤维细胞祖细胞集落（CFU－F）数量。

1）益肾生血片对再生障碍性贫血模型小鼠 CFU－S 的影响。每组小鼠 3 只，每只取 1 根股骨，以 PMI－1640 培养液冲出骨髓细胞，过 4 号针头制成单细胞悬液，按每只 5×10^4 有核细胞 0.2ml，由尾静脉注入经 850rad γ 线照射的 LACA 受体小鼠，9 天后杀鼠取脾，固定于 Boun's 液内，24 小时计脾结节数，并由供体股骨有核细胞数，计算出股骨内 CFU－S 数。

2）益肾生血片对再生障碍性贫血模型小鼠 CFU－C 的影响。动物分组、给药及骨髓细胞悬液制备方法均同上，培养体系包括 RPMI－1640 培养液，20% 小牛血清，10% 条件培养液，有核细胞 105 种入 35mm 培养皿，每皿 1ml 培养体系，在 37℃，5% CO 条件下培养 7 天后，低倍镜下按 50 个以上的细胞团为 1 个 CFU－C 进行计数。

3）益肾生血片对再生障碍性贫血模型小鼠 CFU－E 的影响。动物分组、给药及骨髓细胞悬液制备方法均同上，配制培养体系后注入双面扩散盒，每个双面扩散盒容积 0.12ml，含 1×10^4 股骨有核细胞 RPML－1640 培养液，小牛血清和适量小鼠枸橼酸钠抗凝新鲜血浆，将双面扩散盒埋入受体小鼠腹腔，于埋盒前 48 小时，分别在受体小鼠腹腔注射 50mg/kg 盐酸苯肼 1 次，埋盒后 48 小时取出扩散盒，将其内容物制成压片，经联苯胺－苏木精染色，低倍镜下以 8 个以上联苯胺染色阳性的有核红细胞团为 1 个 CFU－E 进行计数。

4）益肾生血片对再生障碍性贫血模型小鼠 CFU－F 的影响。动物分组、给药及骨髓细胞悬液制备方法均同上，配制培养体系后注入 35mm 培养皿内，培养液体积为 2ml，内含 2×10^5 股骨有核细胞，RPMI－1640 培养液，20% 的马血清，在 37℃，5% CO 环境中培养 14 天，取出于低倍镜下按 50 个以上的细胞团为 1 个 CFU－F 进行计数。

（3）益肾生血片对再生障碍性贫血模型小鼠外周血的影响。动物分组、给药方法均同上，停药次日于尾静脉取血，用血球自动分析仪测定。

（4）益肾生血片对小鼠腹腔巨噬细胞吞噬功能的影响。LACA 健康小鼠，体重20～24g，雌雄兼用，来源同前，随机分为3组，益肾生血片两个剂量组按8.0g/（kg·d）（中药组1）、4.0g/（kg·d）（中药组2）不同浓度等体积灌胃，每天两次，灌胃10天，同时用10只小鼠以等体积生理盐水灌胃10天作为正常对照组。实验方法参照张蕴芬等的方法，按本实验条件略加改进，停药后第2天腹腔注射5%鸡红细胞悬液0.5ml，处死后立即冲洗腹腔，并收集腹腔液中的巨噬细胞，制片温育30mm，固定后染色在油镜下观察，计数200个巨噬细胞，计算吞噬率及吞噬指数。

吞噬率（%）=吞噬鸡红细胞巨噬细胞数/200×100%

吞噬指数=巨噬细胞吞噬的全部鸡红细胞数/200

（5）益肾生血片对接种细菌小鼠抗感染作用的影响。LACA健康小鼠，体重20～24g，雌雄兼用，来源同前，随机分为3组，益肾生血片两个剂量组按8.0g/（kg·d）（中药组1）、4.0g/（kg·d）（中药组2）不同浓度等体积灌胃，每天两次，灌胃10天，同时用10只小鼠以等体积生理盐水灌胃10天作为正常对照组。3组小鼠停药后第2天腹腔均先后接种不同数量细菌（金黄色葡萄球菌ATCC25923，致病性大肠埃希菌ATCC25922），观察小鼠存活率。

（6）益肾生血片对常压缺氧耐力的影响。LACA健康小鼠，体重20～24g，雌雄兼用，来源同前，随机分为3组，益肾生血片两个剂量组按8.0g/（kg·d）（中药组1）、4.0g/（kg·d）（中药组2）不同浓度等体积灌胃，每天两次，灌胃10天，同时用10只小鼠以等体积生理盐水灌胃10天作为正常对照组。3组小鼠停药后第2天将其置于250ml的广口玻璃瓶中，每瓶1只小鼠，放6g石灰以吸收CO_2和水分，用橡皮塞将瓶口塞紧后观察动物存活时间。实验重复3次。

（二）实验结果

（1）中药组每根股骨CFU－S数量较模型对照组明显增多，说明在此种造血功能受到抑制的情况下，益肾生血片对CFU－S数量回升有明显的促进作用。

（2）白消安可使CFU－C数量明显减少，而益肾生血片对CFU－C

数量的恢复有明显的促进作用。

（3）白消安可使 CFU－E 数量明显减少，而益肾生血片对 CFU－E 数量的恢复有明显的促进作用。

（4）益肾生血片对 CFU－F 无明显影响。

（5）结果表明，益肾生血片对再生障碍性贫血模型小鼠外周血细胞数量的恢复有明显的促进作用。

（6）小剂量益肾生血片能明显提高正常 LACA 小鼠腹腔巨噬细胞吞噬率及吞噬指数。

（7）小鼠腹腔注射 1×10^8 金黄色葡萄球菌时，益肾生血片可以极为显著地降低小鼠死亡率，但当接种菌量达每只 3×10^8 时，益肾生血片对小鼠死亡率无明显影响。益肾生血片对于接种致病性大肠埃希菌小鼠死亡率无明显影响。

（8）益肾生血片具有显著提高缺氧耐力的作用，对照组小鼠平均存活（47.0±2.3）分钟，两个中药组小鼠平均存活（86.0±2.3）分钟、（87.0±3.1）分钟，益肾生血片使小鼠的缺氧存活时间提高 80% 以上。

（三）讨论

再生障碍性贫血属于中医的“虚劳”“血虚”“血证”等范畴，中医认为其病机为脾肾亏虚。益肾生血片补肾益髓，治疗再生障碍性贫血的临床研究取得令人满意的结果，总有效率为 82.1%。为探讨其疗效机制，我们观察了该药对白消安造成的再生障碍性贫血模型小鼠造血干细胞及粒系、红系造血祖细胞的影响，发现益肾生血片对 CFU－S、CFU－C 和 CFU－E 的数量的恢复有明显促进作用。

我们以前的工作已证明：黄芪可促进多能造血干细胞增殖，补肾中药可促进粒系、单系造血祖细胞的增殖，补脾和活血中药可促进红系造血祖细胞的增殖。这些结果互相印证，说明补脾肾中药确能促进造血。

益肾生血片可明显促进正常小鼠腹腔巨噬细胞吞噬功能，明显降低接种金黄色葡萄球菌小鼠的死亡率，使小鼠耐缺氧力明显提高，存活时间延长，说明该药能提高机体的非特异性免疫力，有利于患者抵抗感染和低血红蛋白时的缺氧状态。以上 5 个药效学实验结果提示，益肾生血片治疗再生障碍性贫血可能是通过促进骨髓造血干细胞增殖，提高机体非特异性免疫力、抗感染力等方面的作用来实现的。

第三节 “大菟丝子饮”之由来

关于菟丝子，《神农本草经》记载：“味辛，平。主续绝伤，补不足，益气力，肥健。汁……久服，明目、轻身、延年。一名菟芦，生川泽。”《本草经集注》记载：“味辛、甘，平，无毒。主续绝伤，补不足，益气力，肥健。汁：去面皯。养肌，强阴，坚筋骨，主茎中寒，精自出，溺有余沥，口苦，燥渴，寒血为积。久服明目、轻身、延年。”

总而言之，菟丝子入肝、肾两经，味辛、甘，性平，具有滋补肝肾、益精壮阳、明目、安胎等作用。常用于肾虚精冷、阳痿遗精，腰膝酸痛，耳鸣目眩，尿有余沥，先兆流产，胎动不安等。配熟地黄滋阴养血、补肾益精，治阳痿遗精、头晕耳鸣。配杜仲补益肝肾、安胎止漏，治胎动不安、崩漏下血。

翻阅中医古籍我们发现，历代医家均利用菟丝子剂（菟丝子丸、小菟丝子丸、菟丝子饮、菟丝子散）治疗肾虚、虚劳疾患，历代医籍中记载的菟丝子剂方药成分不统一，可能由于各家经验加减，或手抄过程中药味删补所致。以菟丝子为君药冠名的方子最早见于宋代《太平圣惠方》，它是我国第一部官方主持编撰的医方著作。宋代《太平惠民和剂局方》则是官家编制的一种成药处方配本，里面也收录了小菟丝子丸和菟丝子丸。周老与同事从菟丝子丸治疗肾虚、虚损的思想中受到启发，制定以菟丝子为君药的汤药处方，命名为“大菟丝子饮”，治疗髓劳。

下列为《太平惠民和剂局方》中小菟丝子丸和菟丝子丸的主要组成药物及主要功效。

一、小菟丝子丸（《太平惠民和剂局方·卷五·吴直阁增诸家名方》）

“**组成：**石莲肉（二两）、菟丝子（酒浸，研，五两）、白茯苓（焙，一两）、山药（二两，内七钱半打糊）。

“**用法：**上为细末，用山药糊搜和为丸，如梧桐子大。每服五十圆，温酒或盐汤下，空心服。如脚膝无力，木瓜汤下，晚食前再服。

“治肾气虚损，五劳七伤，少腹拘急，四肢酸疼，面色黧黑，唇口干燥，目暗耳鸣，心忪气短，夜梦惊恐，精神困倦，喜怒无常，悲忧不乐，饮食无味，举动乏力，心腹胀满，脚膝痿缓，小便滑数，房室不举，股内湿痒，水道涩痛，小便出血，时有遗沥，并宜服之。久服填骨髓，续绝伤，补五脏，去万病，明视听，益颜色，轻身延年，聪耳明目。”

二、菟丝子丸（《太平惠民和剂局方·卷五·治诸虚》）

“**组成：**菟丝子（净洗，酒浸）、泽泻、鹿茸（去毛，酥炙）、石龙芮（去土）、肉桂（去粗皮）、附子（炮，去皮）各一两，石斛（去根）、熟干地黄、白茯苓（去皮）、牛膝（酒浸一宿，焙干）、续断、山茱萸、肉苁蓉（酒浸，切，焙）、防风（去苗）、杜仲（去粗皮，炒）、补骨脂（去毛，酒炒）、荜澄茄、沉香、巴戟（去心）、茴香（炒）各三分，五味子、桑螵蛸（酒浸，炒）、川芎、覆盆子（去枝、叶、萼）各半两。

“**用法：**上为细末，以酒煮面糊为圆，如梧桐子大。每服二十圆，温酒或盐汤下，空心服。如脚膝无力，木瓜汤下，晚食前再服。

“治肾气虚损，五劳七伤，少腹拘急，四肢酸疼，面色黧黑，唇口干燥，目暗耳鸣，心忪气短，夜梦惊恐，精神困倦，喜怒无常，悲忧不乐，饮食无味，举动乏力，心腹胀满，脚膝痿缓，小便滑数，房室不举，股内湿痒，水道涩痛，小便出血，时有余沥，并宜服之。久服填骨髓，续绝伤，补五脏，去万病，明视听，益颜色，轻身延年，聪耳明目。又方，用龙齿三分，远志去苗、心，半两，黑豆煮，不用石龙芮、泽泻、肉苁蓉。”

冠以菟丝子丸的方剂还见于《严氏济生方·诸虚门》篇，主肾虚劳损、腰疼少力、补益驻颜。组成有所不同：菟丝子（三两，酒浸三日，曝干，别捣）、车前子（二两）、鹿茸（二两，去毛，涂酥炙令微黄）、桂心（二两）、肉苁蓉（二两，酒浸一宿，刮去皱皮，炙干）、杜仲（三两，去皮，炙令黄，锉）、熟干地黄（五两）、牛膝（二两，去苗）、附子（二两，炮，去皮脐）。上捣为末，炼蜜和丸，如梧桐子大，每服空心，及晚食前，温酒下三十丸。

《太平惠民和剂局方》中菟丝子丸全方补泻相兼，动静结合，补而不滞，实属治肾气虚损、五劳七伤的良方。周老与同事发现此方所治主症与再生障碍性贫血临床表现颇为接近，且本方符合再生障碍性贫血从肾论治的治则，故将其加减形成大菟丝子饮（组成：菟丝子、女贞子、枸杞子、熟地黄、制首乌、山萸肉、旱莲草、桑椹、补骨脂等），并结合临床不断调整，治疗再生障碍性贫血获良效。

第四节　“补肾填精”思想精要

周老认为再生障碍性贫血的本质是虚劳，肾精亏虚是本，气血亏虚是标，发热、出血是正气亏虚所引起的变证。周老强调治疗要抓住治肾这个本质，“肾主骨生髓”“精血同源”，虽然气血生成依赖于后天脾胃补养，但“肾中元阴、元阳是气血化生之动力及源泉”“肾中阳气衰败，气血无以化源；肾中精气亏耗，泉源枯涸”。

再生障碍性贫血的病机根源在于肾精亏虚，周老主张中医分型分为肾阴虚、肾阳虚、肾阴阳两虚三型。总治疗原则是“培其不足，不可伐其有余”，分别采用滋补肾阴药或温补肾阳药。阴虚者宜甘润益肾之剂以滋阴，使虚火降而阳归于阴，同时适度加用温阳之品，使阴从阳生；阳虚者宜甘温益气之品以补阳，使阴散而阴从于阳，同时少少加入滋阴之物，使阳从阴化；至于阴阳两虚，气血两伤者，就宜阴阳气血并补。正如张景岳所说：“善补阳者，必于阴中求阳，则阳得阴助而生化无穷；善补阴者，必于阳中求阴，则阴得阳升而源泉不竭。”因气血亏虚为再生障碍性贫血的常见证候并贯彻始终，益气养血之当归补血汤、四君子等方剂也为临证常用。

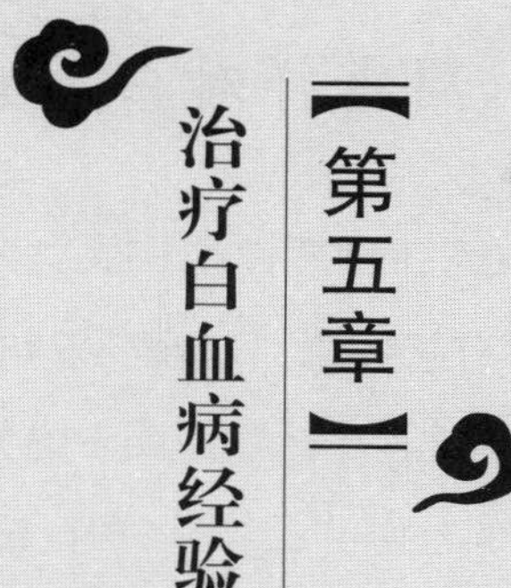

【第五章】

治疗白血病经验总结

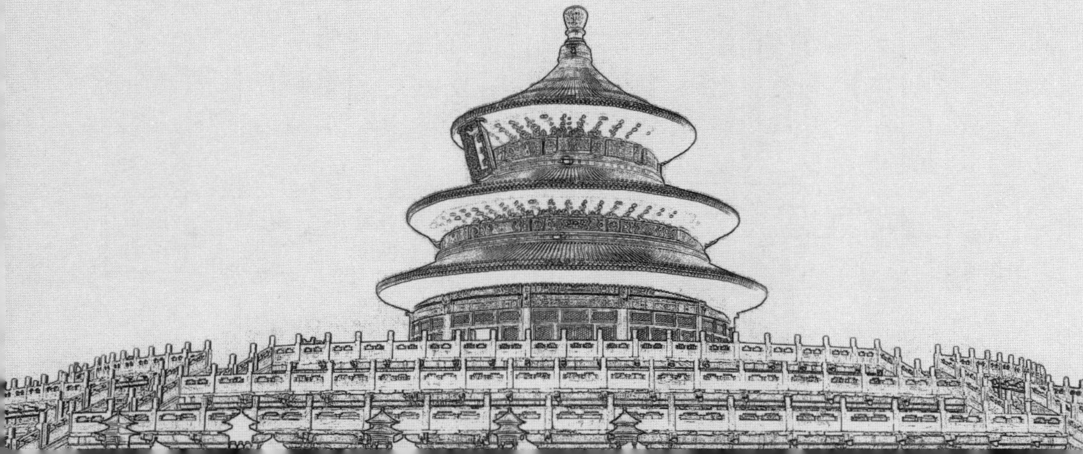

第一节　周霭祥对白血病的认识

白血病是血液系统中的一种恶性疾病，并不少见，对儿童及青壮年危害极大。急性白血病具有起病急、贫血、发热、出血、消瘦、肝脾及淋巴结肿大、死亡率高的特点。在中医学里属于虚劳、血证、癥积等范畴。

由于起病急，故有称之为“急劳”者；由于常有发热，故有称之为“热劳”者；如不及时治疗，易在短期内死亡，故又有称之为“百日劳”者。髓性白血病可称为恶核。慢性白血病，则属于虚劳、癥瘕、积聚、瘰疬等范畴。

周老认为白血病的发病原因为热毒或瘟毒，概称为毒邪，包括生物、化学和物理等致病因素，毒邪伏于髓内或入髓伤血，引起血瘀，表现为骨痛、胸骨压痛、肝脾肿大、骨髓白血病细胞增生、舌质紫暗等。瘀血不去则新血不生，故出现贫血或血虚，表现为面色苍白、头晕、心悸、舌质淡等。血为气之母，在血虚的基础上，可出现气虚，表现为乏力、气短、懒言、多汗、舌有齿痕、脉细。气属阳，血属阴，气血两虚日久，就会导致阴阳两虚，表现为手足心热、低热盗汗、舌质红、脉细数的阴虚证及畏寒肢冷、大便溏、小便清长、自汗、舌苔白、脉细无力的阳虚证。阴阳两虚可进一步发展为阴阳两竭。如治疗及时有效，则病可缓解甚至痊愈。白血病病因病机如下图（图2）所示。

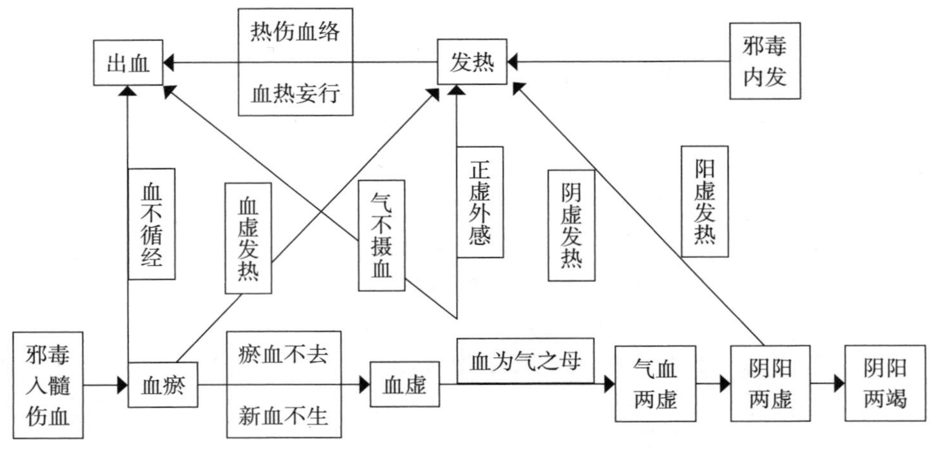

图2　白血病的病因病机示意图

白血病三大症状（发热、出血、贫血）之间相互关联，相互影响。

发热原因有以下几方面。

（1）邪毒内发。即白血病毒邪本身所致的发热。

（2）外感发热。因本病常有气血两虚，气血为人体重要正气组成部分，气血虚者易感染外邪而发热。所谓“邪之所凑，其气必虚”“正气存内，邪不可干”。

（3）阴虚及血虚皆可生内热。

（4）阳虚发热。晚期患者可出现阳虚发热，反反复复地发热或高热持续不退，正气下陷，不能发扬，积郁日久，郁而发热，即甘温除大热之主证。

出血原因有以下几方面。

（1）血瘀使血不循经而出血。

（2）血热。分实热（感染或邪毒内发）和虚热（阴虚、血虚及阳虚发热），可热伤血络或迫血妄行而出血。

（3）气虚。气不摄血，血溢脉外引起出血。

综上可见，白血病病性属邪实正虚，虚实夹杂，本虚标实。本病发病初期以实为主，后期以虚为主。本病发展迅猛，变证多，死亡率高。

第二节　周霭祥“以毒攻毒”治疗白血病思想的确立

白血病是一种恶性血液肿瘤病，周老认为，毒邪（包括物理、化学、生物等致病因素）入髓伤血引起毒瘀阻滞，瘀血不去则新血不生，最终气血亏虚，邪毒内扰，出现白血病诸症。其根源在于毒瘀伏髓，治疗要解毒化瘀兼扶正，但如何解毒化瘀？从何处入手？

20 世纪 70 年代，周老受古代医书启发，发现青黛加雄黄的配伍具有解毒化瘀、祛瘀生新的作用。周老早年曾发现当归龙荟丸治疗慢性粒细胞白血病有效，之后又进一步研究发现青黛是其中有效成分，继而从青黛中提取到有效成分靛玉红，其治疗慢性粒细胞白血病缓解率达到

59.55%，有效率达到87.36%，但其有很大的消化道不良反应，影响临床应用。经研究之后开始人工合成靛玉红类似物异靛甲，其消化道不良反应显著减轻，并且治疗慢性粒细胞白血病缓解率达到80.60%，有效率达到94.03%。

中华民族有一种风俗，就是端午节饮用雄黄酒，人们认为雄黄"善能杀百毒、辟百邪、制蛊毒，人佩之，入山林而虎狼伏，入川水而百毒避"。雄黄，《神农本草经》载其"主寒热，鼠瘘，恶疮，疽痔，死肌，杀……百虫毒"，《名医别录》载其"主治疥虫，䘌疮，目痛，鼻中息肉及绝筋破骨。百节中大风，积聚，癖气，中恶腹痛……杀诸蛇虺毒，解藜芦毒"。由此，周老将青黛和雄黄组合形成方剂以治疗白血病，命名为"青黄散"。

第三节　周霭祥创青黄散治疗白血病

青黄散由雄黄和青黛组成。雄黄主要成分为二硫化二砷（As_2S_2），味辛、苦，性温，有毒，归心、肝、胃经，具有解毒杀虫、燥湿祛痰、截疟的功能。青黛，味咸，性寒，归肝、肾经，具有清热解毒、凉血消斑、清肝泻火的功效，其有效成分靛玉红据现代研究具有抗菌及抗肿瘤作用。两药配合组方相辅相成，增加解毒功效的同时，寒热并用，互为佐制，制约和消减彼此毒性，使整体药性趋于平和，二药配伍具有解毒化瘀之功效。青黄散如同君主，深达骨髓，化瘀通络，驱邪外出，推陈致新。临床疗效的显著也说明此方的有效性。

周老认为，青黄散治疗慢性粒细胞白血病效果好、疗效快、副作用较轻，尚未发现有骨髓抑制者，而且价廉、药源广，适用于广大农村。又对血小板抑制不明显，可使慢性粒细胞白血病患者血小板低者上升、高者下降。青黛的副作用主要为恶心、呕吐、腹痛、腹泻，甚至便血，但雄黄与青黛配合，雄黄之辛温可对抗青黛之咸寒，以减轻上述副作用。

青黄散对慢性粒细胞白血病、急性早幼粒细胞白血病M3、急性粒系白血病 M2b 疗效肯定，对急性单核细胞白血病 M5 有一定疗效。这些白血病细胞中都含有颗粒，分化程度高，提示青黄散对颗粒细胞白血病的疗效好。电镜观察发现，青黄散在治疗慢性粒细胞白血病过程中首先破坏早幼粒细胞，而成熟粒细胞受抑制较轻微，其作用机制可能与细胞内的特异颗粒有一定关系。

青黄散的毒副作用主要为消化道反应和皮肤色素沉着，而 As_2O_3 除上述副作用外，还有周围及中枢神经毒性和心脏毒性等，青黄散不出现这些毒副作用，可能因为雄黄须经细胞颗粒中酶的作用方能引起细胞的凋亡，故对其他不含颗粒的细胞毒性作用低，而 As_2O_3 可直接杀伤各种细胞，因而毒副作用广泛。应用青黄散应注意以下几方面。①从小剂量开始及饭后服用，可减轻胃肠道的不良反应。②定期使用二巯基丁二酸钠或二巯基丙磺酸钠可防治砷中毒。③治疗初期有的患者白细胞继续上升，坚持治疗白细胞可迅速下降。④由于青黄散对骨髓抑制弱，缓解后常需服用维持量。⑤久服者需注意定期做尿常规、肝肾功能、心电图等检查，出现异常者应及时停药并解砷毒。

周老先从用青黄散治疗慢性粒细胞白血病这一课题入手（青黛与雄黄比例为 9∶1），最初治疗慢性粒细胞白血病患者 25 例，完全及部分缓解者占 100%，本课题获 1980 年度中国中医研究院科技成果二等奖，临床研究论文发表在《中国中西医结合杂志》1981 年第 1 期，实验研究论文发表在《中华血液学杂志》1984 年第 1 期。20 世纪 80 年代初，周老又将青黄散应用扩大到治疗急性白血病，从普遍治疗中发现青黄散对急性早幼粒细胞白血病 M3 有良好效果，相关研究论文发表在《上海中医药杂志》1986 年第 2 期。有了这些发现后，周老于 20 世纪 80 年代曾向中医研究院申请科研课题以进一步研究用青黄散治疗白血病，但课题评审者认为雄黄毒性大，不宜研究，所以未予通过，周老感到十分遗憾。青黄散虽然未能进一步深入研究，但一直在临床应用，现在其应用范围又扩展到治疗骨髓增生异常综合征、急性髓系白血病等疾病。

第四节　急性白血病治疗原则

一、扶正与祛邪相结合

白血病常表现为正虚邪实，虚实夹杂。正虚多为气虚、血虚、阳虚、阴虚，临床上应根据不同虚象给予相应补益。气阴两虚者应益气养阴，气血两虚者应益气补血，阴阳两虚者则滋阴补阳。邪实主要是指毒和瘀，因此祛邪不外解毒、化瘀。扶正与祛邪应结合进行，但在病程各阶段又应有所偏重。白血病早期诱导缓解阶段，病情以邪实为主，治疗以祛邪为主，扶正为辅；晚期或巩固治疗阶段，邪实不著，虚象较重，则治疗以扶正为主，祛邪为辅。

二、辨证与辨病相结合

根据患者临床表现，按中医理论进行辨证，白血病证候多为热毒、瘀血、痰核、气虚、血虚、阴虚、阳虚等。辨病是根据西医学对本病的认识和检查所见，在辨证论治基础上加入一些相应的药物，例如白血病属于恶性肿瘤，可用一些抗癌中草药。辨证与辨病结合，有利于提高疗效。

三、中西医有机结合

急性白血病在诱导治疗中，如以化疗为主，则以中药扶正或治疗化疗的不良反应；如以中药治疗为主，则用西药的支持疗法为辅；也可用清热解毒、活血化瘀的中药，配合小剂量的化疗。

第五节　青黄散的发展及对血液病的贡献

目前青黄散的适应证已扩大到骨髓增生异常综合征、急性白血病等恶性血液病，并取得良好临床疗效。

2000 年以来，我们探索以砷剂青黄散为主治疗骨髓增生异常综合征取得了肯定的临床疗效。骨髓增生异常综合征的中医病名为“髓毒劳”，髓毒劳属邪实正虚之证，以邪实为本，以气血阴阳虚损的症状为外在表现，具有虚实夹杂、以实为主的特点。其主要致病因素为瘀毒邪实，故治以青黄散解毒祛瘀。

我们曾连续多年报道青黄散结合健脾补肾汤药综合治疗骨髓增生异常综合征的疗效结果。

2006 年报道了中药青黄散治疗骨髓增生异常综合征的临床疗效。采用随机对照方法，将 61 例骨髓增生异常综合征患者随机分为治疗组（青黄散组）31 例和对照组（维 A 酸组）30 例。3 个月为 1 个疗程，治疗 1 个疗程后，青黄散组总缓解率与总有效率分别为 9.7% 和 74.1%，维 A 酸组总缓解率与总有效率分别为 0% 与 46.7%。青黄散组中 RA 型患者 13 例中有效 9 例，无效 4 例，RAEB 型患者 18 例中有效 14 例，无效 4 例。维 A 酸组中无完全缓解、部分缓解患者，其中 RA 型患者 20 例中有效 11 例，无效 9 例，RAEB 型患者 10 例中有效 3 例，无效 7 例。经统计学分析，青黄散组疗效优于维 A 酸组（$P<0.05$）。

2008 年报道了青黄散结合补肾健脾中药治疗骨髓增生异常综合征（MDS）55 例的临床疗效。对骨髓增生异常综合征患者给予青黄散、补肾健脾汤药及雄性激素等治疗。55 例骨髓增生异常综合征患者中，完全缓解 11 例（20.0%），总有效 41 例（74.5%）。根据 FAB 分型，RA/RAS 型患者 34 例，完全缓解 9 例（26.5%），总有效 28 例（82.4%），RAEB 型患者 21 例，完全缓解 2 例（9.5%），总有效 13 例（61.9%），两型间疗效比较差异无统计学意义。按国际预后积分系统（International Prognostic Scoring System，IPSS）评定标准，中危Ⅰ组患者 36 例，有效 25 例（其中完全缓解 10 例），无效 11 例。中危Ⅱ组患者 7 例，完全缓解 1 例，有效 4 例，无效 2 例。高危组患者 6 例，完全缓解 0 例，有效 3 例，无效 3 例，3 组疗效比较差异无统计学意义。有效患者共 41 例，治疗后白细胞、血红蛋白和血小板计数均较治疗前升高（$P<0.05$）。染色体异常组 16 例，有效 11 例（68.8%），染色体正常

组33例，有效24例（72.7%），两组间疗效比较差异无统计学意义。综上可得出结论，化瘀补肾为主综合治疗骨髓增生异常综合征具有确切的临床疗效，疗效与FAB分型、IPSS积分危度及染色体异常与否无明显相关性。

2011年报道了青黄散结合补肾健脾中药治疗124例MDS患者，有效90例，有效率72.58%。根据FAB分型，RA型患者91例，有效73例，有效率80.22%；RAEB型患者33例，有效17例，有效率51.52%。表明青黄散对RA型疗效优于RAEB型（$P<0.05$）。按IPSS评定标准，低危组和中危Ⅰ组疗效优于中危Ⅱ组和高危组（$P<0.05$）。染色体正常患者78例，有效61例（78.21%），染色体异常患者46例，有效28例（60.87%），表明染色体正常者应用青黄散疗效优于染色体异常者（$P<0.05$）；其中三体8异常患者26例，有效19例，有效率73.08%，与染色体正常组疗效相当。以上临床研究说明，青黄散结合健脾补肾中药为主综合治疗骨髓增生异常综合征具有确切的临床疗效。

2011年报道用益髓青黄散治疗骨髓增生异常综合征36例。总有效率83.33%，发现益髓青黄散治疗骨髓增生异常综合征各亚型的疗效确切，各亚型之间疗效无统计学差异。

2013年《临床血液学杂志》报道青黄散为主治疗伴有原始细胞增高的骨髓增生异常综合征的远期疗效。结果说明青黄散结合健脾补肾中药为主综合治疗高危骨髓增生异常综合征亦具有确切的临床疗效。以青黄散为主治疗伴有原始细胞增高的骨髓增生异常综合征30例，完全缓解1例，骨髓完全缓解5例，骨髓完全缓解合并血液学进步8例，血液学进步3例，稳定9例，进展4例，总有效率（缓解+血液学进步）56.67%。4例血液学进展患者中3例中性粒细胞下降明显，1例血小板下降明显，但无明显感染、出血等临床症状。治疗后患者骨髓增生异常综合征危度等级明显降低，其中危度等级为中危Ⅱ级的患者由治疗前的17例（56.7%）下降为13例（43.3%），高危的患者由4例（13.3%）下降为0例，低危、中危Ⅰ级的比例有所提高，低危的患者由0例上升为6例（20.0%），中危Ⅰ级的患者由9例（30.0%）上升为11例（36.7%），经秩和检验，差异有统计学意义（$P<0.05$）。

青黄散结合健脾补肾中药为主综合治疗 MDS 具有确切的临床疗效，总有效率 79.5% ~82.3%，缓解率 24.3% ~26.5%，60% ~70% 患者外周血三系恢复正常，表明二者结合对各型骨髓增生异常综合征均有效，但疗效与 FAB 分型、IPSS 积分危度及染色体异常与否有明显相关性，总体疗效优于现有的西医西药疗法。治疗过程中未出现用阿扎胞苷、地西他滨治疗过程中常见的骨髓抑制、出血、感染等并发症，患者生活质量明显提高，生存期明显延长，而且患者花费极低，不及西医药治疗费用的十分之一。

我们不仅在临床上取得了疗效，在疗效机制研究上也有了突破，首次阐明含砷中药治疗骨髓增生异常综合征的主要机制为去甲基化。研究表明，含砷中药不能改变骨髓增生异常综合征患者已有的染色体异常，但可以使异常增高的甲基化显著减低。治疗后去甲基化的基因主要包括多细胞生命发育生物学途径、转录调控生物学途径、细胞凋亡生物学途径、信号转导生物学途径。

2013 年报道观察青黄散对甲基转移酶 DNMT1、DNMT3a、DNMT3b mRNA 的影响。共 30 例 MDS－RCMD 患者，有效 23 例，无效 7 例，有效率为 76.67%。30 例患者 DNMT1、DNMT3a 经治疗后均有下降，与治疗前相比，差异有统计学意义（$P<0.05$）。23 例有效患者，治疗后 DNMT1、DNMT3a、DNMT3b 均有不同程度的下降，其中 DNMT1 与治疗前相比，差异有统计学意义（$P<0.05$）。7 例无效患者，治疗后 DNMT1、DNMT3a、DNMT3b 与治疗前相比，差异无统计学意义（$P>0.05$）。说明青黄散的去甲基化作用部分是通过抑制甲基转移酶实现的。

第六节　周霭祥治疗急性白血病思路总结

一、治疗原则

（一）扶正与祛邪相结合

白血病常表现为正虚邪实，虚实夹杂，扶正与祛邪应结合进行。早期病情以邪实为主，治疗以祛邪为主，扶正为辅；晚期或巩固治疗阶段，虚象较重，则治疗以扶正为主，祛邪为辅。

（二）辨病与辨证相结合

根据患者的外周血常规、骨髓形态学、流式细胞学检查及基因检测等结果综合分析、诊断患者所患白血病的类型，以指导下一步治疗，这就是辨病。同时，根据患者现阶段的临床表现、病机进行辨证，在辨证过程加入一些相应的针对疾病的药物。例如白血病属恶性肿瘤，可用一些抗癌中草药。

（三）中西医有机结合

急性白血病在诱导治疗中，可采用化疗联合中药扶正或治疗并发症，也可采用中药联合输注成分血支持，还可采用小剂量化疗联合抗癌中药等方式将中医、西医有机结合起来，发挥各自优势。

二、治则治法

（一）解毒抗癌

根据本病病因为毒邪，性质属于恶性肿瘤的特点，在疾病初发或复发时可使用解毒抗癌的中草药作为诱导缓解。常用药有青黛、雄黄、蟾酥、白花蛇舌草、生薏苡仁、七叶一枝花、龙葵、半枝莲、山慈姑、黄药子等。

（二）活血化瘀

瘀血是本病的主要病理变化，针对瘀血的临床表现，用活血化瘀治疗，促使病理改变的恢复，也是治疗中的一个重要环节。此法除用于瘀血症状明显者外，还可与解毒抗癌药合用，作为诱导缓解。常用活血化瘀药有桃仁、红花、当归尾、赤芍、川芎、丹参、鸡血藤、三棱、莪术等。

（三）益气养血

气血两虚是本病常见的临床表现，容易引发感染，因此补益气血很重要。此法用于贫血较重者或巩固维持阶段，可配合化疗药使用。补气药有人参、党参、黄芪、黄精、甘草、白术等，补血药有当归、熟地黄、白芍、丹参、阿胶、龟板胶、紫河车等。

（四）调理阴阳

补阴主要是补肝肾之阴，补阳主要是补脾肾之阳，此法常用于巩固化疗或维持阶段，也可配合化疗应用。补阴药有熟地黄、山萸肉、何首乌、枸杞子、女贞子、天冬、麦冬、玄参、龟板、鳖甲等，补阳药有菟丝子、补骨脂、巴戟天、仙茅、淫羊藿、肉苁蓉、锁阳等，有少数患者可酌情使用附子、肉桂。

以上四法根据治疗的阶段和临床表现不同，按病辨证用药，前两者为祛邪，后两者为扶正，祛邪与扶正常联合使用。目前中医对本病辨证论治的大法中多采用分型论治，但分型少不能概括，分型多又嫌烦琐，分型的方法也很不统一，有按病因、气血、脏腑、阴阳等，况病情会变化，分型也不恒定，型与型之间又有交叉，这是分型论治中存在的问题。临床上本病虽然分型不同，证型可变，但其治法多不脱离上述范畴。以上四种治法是对本病治疗的主要法则。

三、辨证治疗

（一）辨证分型

（1）气血（阴）两虚型：以贫血症状为主，见头晕、乏力、心悸、低热、手脚心热、自汗、盗汗，面色、甲床苍白，脉细数，舌质淡。

（2）热毒炽盛型：以发热为主，常为壮热，并见口渴思饮，出汗，伴有贫血、骨痛、肝脾肿大，舌苔黄，脉数。

（3）血热妄行型：以出血为主，可见齿鼻出血、皮肤紫斑，甚至内脏出血，伴有不同程度发热，舌苔白有瘀斑，舌尖红，脉稍数。

（4）瘀血痰核型：以肝脾及淋巴结肿大为主，有身痛、骨痛，或有皮下结块、眼眶肿块，伴贫血、轻度出血，舌苔白，脉稍数。

（二）中医中药治疗

急性白血病除急性非淋巴细胞白血病中急性颗粒增多的早幼粒细胞增生型（M3）可用中药治疗外，其他类型的急性白血病仍以化疗或干细胞移植为主，中医中药配合治疗。中医中药与化疗如何有机地结合，从哪些方面结合，是值得探讨的问题。周老认为中医治疗要解决以下的问题：①化疗的不良反应；②巩固化疗的疗效；③补虚扶正。

1. 减轻化疗的不良反应

（1）胃肠道反应。化疗期间患者常有恶心、呕吐、胃脘不适、不思饮食。化疗伤胃，胃失和降，治宜和胃降逆、芳香开胃。

处方：

陈　皮 12g　姜半夏 10g　枳　壳 10g　竹　茹 15g
茯　苓 15g　藿　香 10g　佩　兰 10g　炙甘草 10g
生　姜 3 片
水煎服。

（2）骨髓抑制。强烈化疗后可产生骨髓抑制，表现为全血细胞减少，骨髓增生低下。患者感觉头晕、乏力、耳鸣、气短、心悸、低热、手脚心热、腿软、容易外感、出血，脉数，苔薄白。可分为以下两型。

心脾两虚：以贫血、血红蛋白减少为主，伴白细胞、血小板减少。症见气短、乏力、心悸、头晕、面色苍白、纳差、腹胀、便溏，脉细稍数，舌质淡、苔白。治宜补益心脾。

处方：

炙黄芪 30g　当　归 12g　白　芍 10g　熟地黄 15g
紫河车 15g　黄　精 20g　焦三仙 30g　阿　胶 15g（烊化）
龙眼肉 30g　党　参 20g　炒白术 10g　茯　苓 15g
鹿角胶 12g（烊化）
水煎服。

肝肾两虚：以全血细胞减少，尤以白细胞、血小板减少为主。症见头晕、耳鸣、心悸、低热、手脚心热、腰酸、腿软，脉细，苔白。治宜益气血、补肝肾。

处方：

炙黄芪 30g　当　归 12g　白　芍 10g　熟地黄 15g
女贞子 12g　旱莲草 30g　制首乌 10g　枸杞子 15g
山萸肉 12g　菟丝子 15g　补骨脂 10g　白　英 30g

土茯苓 30g　　白花蛇舌草 30g

水煎服。

2. 补虚扶正

急性白血病患者经过多次化疗后，虽然达到完全缓解，但体质虚弱，表现为以下情况。

（1）气阴（血）两虚。疲乏无力、脱发、面色苍白、气短懒言、形体消瘦、盗汗、手脚心热，血象正常或三系略低，脉细无力，舌质稍淡、苔少。治宜益气养阴补血。

处方：

炙黄芪 30g　　当　归 12g　　白　芍 10g　　熟地黄 15g

黄　精 20g　　党　参 20g　　制首乌 12g　　枸杞子 10g

紫河车 10g　　浮小麦 30g　　丹　参 12g　　阿　胶 15g（烊化）

水煎服。

（2）脾肾两虚。气短无力、腰酸腿软、脱发、性欲减退、月经不调、食纳不佳、胃脘不适、腹胀、便溏，血象正常，脉细尺弱，苔白。治宜健脾补肾。

处方：

党　参 20g　　炒白术 15g　　茯　苓 15g　　陈　皮 12g

法半夏 10g　　熟地黄 15g　　制首乌 10g　　当　归 12g

白　芍 10g　　怀牛膝 15g　　仙　茅 10g　　淫羊藿 12g

锁　阳 15g　　益母草 30g　　阿　胶 15g（烊化）

水煎服。

四、并发症的治疗

（一）发热

以急性白血病多见，周老强调治疗发热当分清以下五种类型。

（1）外感发热。起病时多有恶寒或寒战，身痛，体温较高，往往可找到感染部位。总治疗原则是在表者宜解，在气者宜清、宜泻，在营血者宜清、宜凉。可用清热解毒药如金银花、连翘、板蓝根、黄连、黄芩、栀子、黄柏、蒲公英、紫花地丁、蚤休等，还须根据感染部位及类型选方用药。

感冒发热等上呼吸道感染常用银翘散、桑菊饮；口腔及咽部感染常用黄芩、山豆根、牛蒡子、马勃、桔梗、生甘草，方剂可用普济消毒饮、三黄石膏汤；口腔霉菌感染，可选用玫瑰花、野蔷薇根或白鲜皮煎汤含漱，用珠黄散（珍珠加牛黄）、蒲黄研末外涂，或用艾叶油作口腔喷雾；扁桃体炎，成药可用六神丸或喉症丸，并用板蓝根、蒲公英煎汤含漱；肺部感染主药用石膏、黄芩、鱼腥草、苇茎等，方剂可用麻杏石甘汤、千金苇茎汤等；尿路感染主药用知母、黄柏、栀子、瞿麦、萹蓄、车前草、滑石等，方剂可用八正散、萆薢分清饮等；肠道感染主药用黄芩、黄连、秦皮、白头翁、广木香、槟榔、马齿苋等，方剂可用葛根黄芩黄连汤、白头翁汤、香连丸等；软组织感染主药用蒲公英、紫花地丁、金银花、连翘、败酱草、黄连、黄芩、黄柏、栀子、赤芍、丹皮等，方剂可用黄连解毒汤、五味消毒饮，局部可敷如意金黄膏。

此外，夏季可用化毒散、如意金黄散加鲜马齿苋汁，调匀外敷；冬季可用化毒散、如意金黄散加鲜芦荟汁，调匀外敷。

败血症主方用清瘟败毒饮、黄连解毒汤等，并须注意扶正。

（2）邪毒内发发热。其特点是发热在白血病恶化时出现，血及骨髓中幼稚细胞增多，找不到感染灶，多伴有骨痛。治宜清热解毒化瘀，药用金银花、连翘、板蓝根、石膏、知母、七叶一枝花、白花蛇舌草、山豆根、半枝莲、当归、赤芍、川芎等。

（3）阴虚发热。表现为低热、手足心热、盗汗、大便干，舌尖红，脉细数。治宜滋阴退热，药用当归、熟地黄、女贞子、何首乌、地骨皮、银柴胡、鳖甲、青蒿等。

（4）血虚发热。表现为低热、面色苍白、口唇色淡、手脚心热，舌质淡，脉滑数。治宜补血退热，药用黄芪、当归、熟地黄、白芍、阿胶等。

（5）阳虚发热。表现为发热而不觉热、气短懒言、畏寒怕冷、四肢不温、自汗、面色白、便溏，舌边有齿痕，苔白，脉细数无力。治宜补中益气，甘温除热，药用黄芪、党参、白术、茯苓、炙甘草、当归、熟地黄、柴胡等。

（二）出血

出血是急性白血病的常见症状，如皮肤、口腔、眼、鼻、尿道、胃肠道、脑出血以及弥散性血管内凝血引起全身广泛性出血。前已言之，本病的出血原因不外血热、气虚及瘀血三种，出血轻者在治白血病方药中加入止血药，出血重者须根据出血病因和症状辨证施治。

虚热引起的血热出血，出血缓、量少、色鲜红，多有低热、手足心热、盗汗，舌质红，脉细数。治疗可凉血止血配合滋阴，药用生地黄、丹皮、赤芍、白茅根、栀子、茜草、藕节等。

实火引起的血热出血，出血骤起、量多、色鲜红，多有高热，舌苔黄燥，脉数有力。治疗宜凉血止血配合清热泻火药。

气虚出血，出血缓，连绵不断，量多少不定，色淡，伴有乏力、气短、面色苍白、口唇色淡，或有形寒肢冷，舌质淡、苔薄白，脉沉细无力。治宜补气摄血。

瘀血出血，表现为出血广泛，血色紫暗，皮肤有紫黑色斑或融合成片，胸骨压痛及骨痛明显，舌质紫暗。治宜活血化瘀，药用当归、川芎、赤芍、鸡血藤、蒲黄、五灵脂、三七等。

出血的治疗，除根据出血原因选方用药外，还须按出血部位用药。

肺经出血包括鼻衄和咯血，多为血热引起，药用黄芩炭、栀子炭、白茅根、仙鹤草、白及等。实热者宜泻肺清热，可用泻白散、桑杏汤；虚热者宜滋阴清热，可用沙参麦冬汤合茜根散。肺出血可用白茅根二至四两煎服，白及研面，每次二钱，日服两次；鼻衄还可用棉花蘸明矾水或黑山栀粉塞鼻，鼻血多者用填塞止血法。

胃经出血包括呕血和牙龈出血，多为血热引起，药用石膏、知母、大黄、黄连等。实热者宜清胃泻火，用泻心汤、十灰散、加味清胃散、玉女煎等；虚热者宜滋阴清热，用茜根散。胃出血还可用白及、三七粉调服，也可用紫珠草二两煎汤服；牙龈出血可用1%明矾水或五倍子、地骨皮各一两煎水含漱。

肝经出血如球结膜或眼底出血，多为血热引起，药用龙胆草、栀子炭、菊花、枸杞子、生石决明、青葙子等。实热者宜清肝泻火，用龙胆泻肝汤、丹栀逍遥散；虚热者宜滋阴清火，用杞菊地黄汤、大补阴丸。

便血多为脾不统血，可用归脾汤补脾摄血，或用椿根皮一两、乌梅三钱煎汤服。

尿血也多为血热引起，药用大蓟、小蓟、白茅根、藕节、紫草、琥珀等。实火者宜清热泻火，用小蓟饮子；虚火者宜滋阴清火，用大补阴丸。简易方可用白茅根 30g，大蓟、小蓟各 15g，煎汤服。

月经过多，是气虚所致者宜补气摄血，用归脾汤或补中益气汤加阿胶、仙鹤草、旱莲草、煅龙骨、煅牡蛎；血热所致者宜清热凉血止血，用知柏地黄汤或犀角地黄汤加减。简易方用血余炭或棕榈炭 10～20g，分 3 次冲服，或用贯众 30g、海螵蛸 10g 共研末，每服 10g，日服 3 次。

皮肤出血，由血热引起者宜清热凉血，用犀角地黄汤合十灰散；气不摄血者宜补气摄血，用归脾汤。

颅内出血多为肝火上冲，可用龙胆泻肝汤清肝泻火，昏迷者加用安宫牛黄丸或至宝丹，清热开窍。

弥散性血管内凝血多因瘀血引起，宜化瘀止血，药用当归、川芎、赤芍、生地黄、三七、茜草、蒲黄、水牛角、白茅根、仙鹤草等。方剂用犀角地黄汤、失笑散等。

对于各种严重出血，用大蓟、小蓟、生地榆、藕节、仙鹤草各 30g，煎汤服。

以上除根据出血病因和部位选方用药外，上部出血宜引血下行，加用牛膝、降香、代赭石，下部出血宜固涩升提，加用升麻、柴胡、黑芥穗、煅龙骨、煅牡蛎、花蕊石等。出血期宜止血，血止后宜益气、补血、滋阴，作善后调理。血与气关系密切，止血时宜兼顾气，以免血虚气脱，继而亡阳，可用人参补气固脱。

（三）贫血

本病的贫血原因，前已言之，为瘀血不去，新血不生，而瘀血又由邪毒引起，故重度贫血的治疗应在解毒祛邪、祛瘀生新的基础上加补气养血、补肾生髓之品，药如黄芪、当归、熟地黄、川芎、白芍、鸡血藤、女贞子、补骨脂、何首乌、巴戟天、山豆根、七叶一枝花、白花蛇舌草等。

（四）中枢神经系统白血病

随着急性白血病治疗技术的发展，患者生存期的延长，中枢神经系统白血病的发病率随之增加，并应引起重视，其症状表现为头痛、眩晕、呕吐、颈项强直，甚至昏迷、抽搐。由于邪毒泛滥，侵及厥阴，肝阳上逆，上扰清空，病情重笃，故急则治标，治宜平肝降逆，药用当归、白芍、天麻、钩藤、白蒺藜、代赭石、生石决明、石菖蒲、郁金、陈皮、竹茹、半夏。抽搐者用止痉散（全蝎、蜈蚣），昏迷者用安宫牛黄丸。

（五）肝炎

急性白血病并发肝炎可分两类。一为化疗药物引起中毒性肝炎，治宜解毒养肝，可用绿豆60g、甘草10g，煎服。药用柴胡、茵陈、当归、赤芍、丹参、郁金、川楝子、香附、泽泻、陈皮、半夏、焦三仙。一为输血引起的传染性肝炎，宜解毒养肝、清热利湿，药用茵陈、栀子、黄柏、板蓝根、垂盆草、丹参、当归、赤芍、茯苓、车前草、香附、郁金。两者皆可服五味子蜜丸。

（六）骨髓抑制

化疗后如出现骨髓抑制，可按肾主骨生髓的理论，从补肾入手，兼补气血。以阴虚证候为主者，补肾阴为主，兼补肾阳，药用枸杞子、女贞子、熟地黄、何首乌、补骨脂、山萸肉、巴戟天、菟丝子、桑椹、黄芪、当归；以阳虚证候为主者，补肾阳为主，兼补肾阴，药用熟地黄、女贞子、何首乌、菟丝子、补骨脂、仙茅、淫羊藿、巴戟天、肉苁蓉、黄芪、当归。阴阳两虚并见者，可滋阴助阳并重。

（七）口腔溃疡

白血病化疗期间常出现口腔溃疡，多属阴虚火旺，治宜滋阴降火，药用生地黄、玄参、麦冬、石膏、知母、栀子、牛膝等。因心火上炎者，用导赤散；因胃火上冲者，用清胃散或玉女煎。局部可涂锡类散、化腐生肌定痛散或养阴生肌散，并用五倍子、黄精、黄芩、板蓝根煎汤含漱。

（八）对症用药

（1）白细胞过高者，选用龙胆草、贯众、马鞭草、忍冬藤、青黛、雄黄、寒水石。

（2）白细胞过低者，选用党参、女贞子、山萸肉、补骨脂、紫河车、鸡血藤、丹参、黄芪、何首乌、石膏、红枣。

（3）血小板过低者，选用黄精、玉竹、仙鹤草、柿树叶、景天三七、卷柏、土大黄、花生衣。

（4）贫血重者，选用黄芪、当归、熟地黄、紫河车、阿胶等。

（5）肝脾明显肿大者，选用桃仁、红花、赤芍、三棱、莪术、鳖甲、穿山甲、生牡蛎。

（6）淋巴结明显肿大者，选用夏枯草、黄药子、山慈姑、川贝母、海藻、昆布。

总之，中医对白血病的治疗，内容丰富，有肯定的疗效，不良反应少。中医与化疗并用，比单用化疗疗效可以提高。但白血病的治疗难度较大，经验还要不断摸索，疗效还要逐步提高，只要我们努力继承和发扬祖国医学遗产，坚持走中西医结合的道路，在白血病的治疗上定能有所突破。

【第六章】

治疗紫癜病、紫癜风经验总结

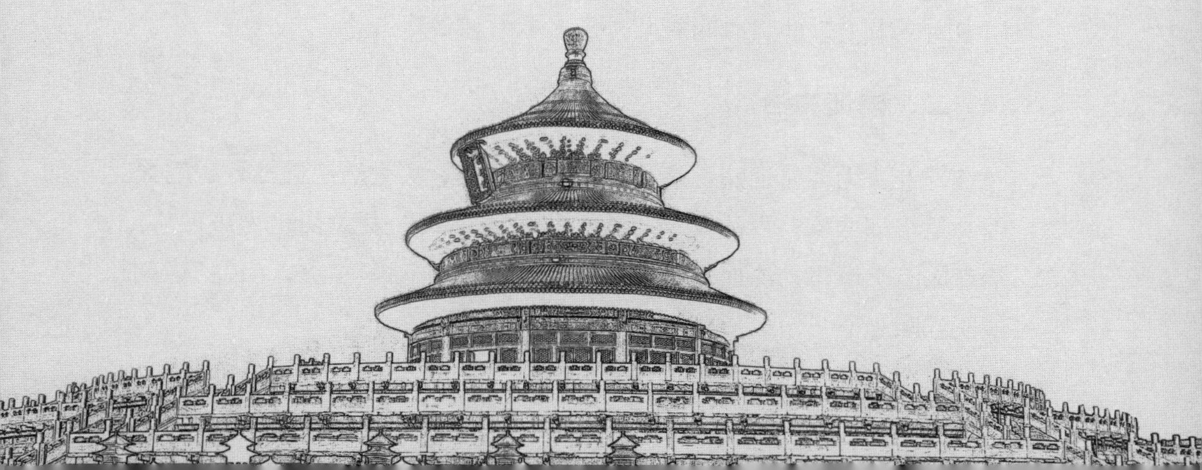

第一节　周霭祥对紫癜病的认识

一、紫癜病以气虚不摄居多

血液系统常见的出血性疾病包括过敏性紫癜及原发免疫性血小板减少症。中医对此多有论述。《外科正宗》云："葡萄疫，其患多生于小儿，感受四时不正之气，郁于皮肤不散，结成大小青紫斑点，色若葡萄，发在遍体头面部，乃为腑证，自无表里，邪毒传胃，牙龈出血，久则虚人。"《金匮要略·百合狐惑阴阳毒病脉证并治》云："阳毒之为病，面赤斑斑如锦纹，咽喉痛……""阴毒之为病，面目青，身痛如被杖，咽喉痛……"《景岳全书·血证》指出："凡治血证，须知其要，而血动之由，惟火惟气耳。故察火者，但察其有火无火；察气者，但察其气虚气实，知此四者而得其所以，则治血之法无余义矣。"反映了古代医家对紫癜病病因、病机、症状及治法方药的系统认识。

经过长期观察总结，周老认为，血证为人体正气不足，六淫之邪、热毒之气侵袭人体，热毒潜在血分，郁而发热，热迫血行或热伤血络所致。轻者皮肤紫癜，重者内脏出血，病久耗气伤阴，阴虚内热由生，更使紫癜反复，经久不愈。周老指出血证虽有虚火、实火之分，气虚、气实之别，而本身就是以虚损证候居多，且病情缠绵难愈，故常表现为阴虚火旺，热伤血络，脾肾气虚，血失统摄，其中尤以气虚失摄表现为突出。"气伤则血无以存"，因此，运用扶正固本、补气摄血之法对血液病中因气虚不摄而出血的病证，多可取得显著疗效。

二、辨证施治

周老认为，血证病因终不离火，而虚火、实火治法迥然，辨清火之虚实是辨证准确与否的关键，故主张先辨虚实。发病初起为热毒实证，治疗应清热解毒、凉血止血；久病不愈则气血阴阳亏虚，当益气养血、滋阴壮阳。

紫癜病各型的辨证治疗特点如下。

（一）血热妄行型

起病急骤，紫癜色鲜红，四肢多见，常成批出现，或伴有瘙痒、发热、鼻衄、齿衄、尿血、便血等，或腹部疼痛，或关节疼痛，舌红、苔黄，脉数有力。治疗以清热解毒、凉血止血为主，方用犀角地黄汤合十灰散加减（水牛角、生地黄、赤芍、丹皮、生大黄、侧柏炭、栀子、紫草、连翘、大蓟、小蓟等）。

（二）阴虚火旺型

紫癜色绛红，多伴鼻衄、齿衄，口渴咽干，低热，五心烦热，颧红盗汗，大便偏干，舌质红、苔少，脉细数。治疗以滋阴降火、凉血止血为主，方用知柏地黄丸合茜根散加减（茜草、生地黄、山药、山萸肉、茯苓、玄参、龟板、阿胶、女贞子、旱莲草、丹皮、知母、黄柏、侧柏叶、白茅根、生地榆、水牛角等）。

（三）脾失统血型

紫癜经久不愈，时轻时重，久坐久立则加重，面色萎黄，畏寒，自汗，气短乏力，失眠，便溏，经血过多，舌淡胖有齿痕、苔白，脉细无力。治以补脾摄血、益气固脱为主，方用归脾汤加减（黄芪、党参、白术、熟地黄、当归、山药、陈棕炭、血余炭、仙鹤草、紫草、炙甘草、大枣等）。若气损及阳，脾胃虚寒，症见面色㿠白、形寒畏冷者可用柏叶汤合理中丸加减（党参、白术、炙甘草、侧柏叶、艾叶、炮姜炭等）；若出血过多，气随血脱，症见面色苍白、四肢厥冷、汗出、脉微者，应急服独参汤以益气固脱。

（四）脾肾两虚型

紫癜日久色淡，腰膝腿软，畏寒，身倦乏力，便溏，经血多，舌体胖、苔白，脉细无力。治以补肾健脾，方用右归丸合四君子汤加减。随症加减：关节痛加牛膝、独活、羌活；腹痛加延胡索、乌药、白芍、甘草、木香；紫癜色黑加三七粉、蒲黄；外感发热加防风、金银花、连翘等。

（五）气滞血瘀型

皮肤瘀斑多见，呈暗红色，面色紫暗，皮肤甲错，喜叹息，腹部癥积，疼痛拒按，妇人月经量少，色暗，有瘀块，舌暗紫，脉涩等。治疗应活血化瘀、行气止痛，方用桃红四物汤加减（生地黄、当归、川芎、赤芍、桃仁、红花、丹参、鸡血藤、益母草、白茅根、生地榆、紫草、茜草等）。

三、临证思辨纲要

周老认为，出血性疾病初期，热毒为最根本病因，热毒伤络型为临床最常见证型。对于过敏性紫癜，他主张清热解毒、凉血止血及补肾健脾、益气摄血。对原发免疫性血小板减少症，他主张急性期或出血明显者，治以清热解毒、凉血止血为主；慢性期或出血不重者，治以补肝肾、益气健脾为主，佐以止血。

周老长于用清热解毒、凉血止血法治疗紫癜病，并自拟了凉血解毒汤。组成为金银花 15g，连翘 12g，栀子 12g，黄芩 12g，土茯苓 15g，生地黄 20g，赤芍 12g，丹皮 10g，女贞子 20g，旱莲草 20g，紫草 20g，白茅根 30g，仙鹤草 30g，生甘草 20g，大枣 15g，水牛角片 10g。功能是清热解毒、凉血止血。主治过敏性紫癜和血热型原发免疫性血小板减少症。用法为每日 1 剂，水煎 2 次，日服 2 次。其中水牛角片宜先煎 10 分钟以上。将水牛角片换成水牛角粉也可，每次 3g，每日 2 次，冲服。

凉血解毒汤组方是由犀角地黄汤合二至丸加减而成。方中金银花、连翘、栀子、黄芩、土茯苓清热解毒，以治病因；生地黄、赤芍、丹皮、旱莲草、紫草、仙鹤草、白茅根，有凉血止血之功；甘草、大枣可健脾益气，以摄血止血；女贞子养阴，有壮水制火之意；加入水牛角，仿犀角地黄汤意，以增强清热解毒、凉血止血之力。还可根据病情加减运用，如过敏性紫癜伴有腹痛者，加乌药、枳壳等行气止痛；关节痛者，加秦艽、羌活、独活等祛风通络；伴有便血者加大蓟、小蓟、地榆、槐花等清热止血；合并过敏性紫癜肾炎者，加熟地黄、何首乌、枸杞子等补肾养血。

四、病愈调护亦重要

（一）补偿出血后的损失

阴阳互根，又互相影响，气虚者常伴血虚，血虚者往往气也亏虚，故应气血双补，选用八珍汤、归脾汤等。

（二）治疗出血的病因以防再度出血

实热（火）引起的出血，血止后，清热泻火药不宜久用，免伤正气；阴虚、气虚、瘀血等引起的出血，病因常不能在短期内祛除，血止后当针对病因进行治疗。阴虚者宜养阴：肺阴虚用沙参、麦冬；胃阴虚用益胃汤；肾阴虚用六味地黄丸、大补阴丸等。气虚者当补气，用四君子汤、补中益气汤、归脾汤等。血瘀当活血化瘀，可用桃红四物汤等。

五、血证用药体会

（1）上部出血如鼻衄、齿衄等，加引血下行之品，如牛膝等；上消化道出血加降胃气的降香、旋覆花、代赭石；呼吸道出血加降肺气的栀子、杏仁、陈皮。

（2）降气药破气，中病即止，不宜久用，以免耗伤正气。降气药宜用于血热妄行之初，不宜用于血脱之后。

（3）下部出血如便血、尿血、经血过多等，在辨治基础上加具有升提功效的药物如柴胡、升麻、荆芥等；经血过多可加固涩之品如五味子、赤石脂、乌贼骨等。

（4）治疗血热不能纯用寒凉药，因寒则血凝，凝则致瘀。

（5）寒凉药易伤胃气，为防此弊端，拟加用酒炒或炭炒以制苦寒之性。

（6）寒凉滋润之剂容易碍胃，使痰火、湿热留滞，不宜久用。

（7）失血过多者宜加补气药，以防气随血泄，阴脱阳亡。常常加用独参汤，可收益气固脱之功效。所谓“有形之血不能即生，无形之气所当急固”。

（8）离经之血和外伤瘀血宜使之行散，排出体外。

第二节 周霭祥运用“益气”“凉血”两大法治疗紫癜病经验

中医紫癜病包括原发免疫性血小板减少症，临床以血小板减少以及各种出血为主。周老认为，紫癜病各种出血证，究其原因不外乎火盛和气虚，根据病因制定益气养血和凉血止血两大法则。

一、病因不外气伤和火盛

周老比较推崇张景岳对血证的见解。《景岳全书·血证》概括血证的病因为“故有以七情而动火者，有以七情而伤气者，有以劳倦色欲而动火者，有以劳倦色欲而伤阴者，或外邪不解而热郁于经，或纵饮不节而火动于胃，或中气虚寒则不能收摄而注陷于下，或阴盛格阳则火不归原而泛滥于上，是皆动血之因也”，认为出血之证多由外感风热毒邪、内伤七情、饮伤脾胃、劳倦色欲伤肾等所致。并简单扼要地概括出火盛与气伤在病机中的重要性，《景岳全书·血证》记载：“血本阴精，不宜动也，而动则为病；血为营气，不宜损也，而损则为病。盖动者多由于火，火盛则迫血妄行；损者多由于气，气伤则血无以存。”

气伤即气虚，致气血生化不足和统摄无权，则血溢脉外；火热性阳，最易灼伤脉络，迫血妄行，从而引起各种出血。火热，又有实火与虚火之分。外感风热燥火、内蕴之火、肝郁化火等，均属实火；阴虚火旺之火则属虚火。本病急性期以火盛为特点，外感诱发者多见，外感邪热或内热伏扰营血，灼伤脉络，迫血妄行，此期紫癜颜色鲜红、密布，出血症状较重；慢性期以气伤为特点，主要表现为肺脾肾俱虚，此期紫癜颜色淡红、稀疏或没有明显出血点。慢性型紫癜急性发作期或病情反复者多表现为虚实夹杂，以虚为本，以火、瘀为标，多因外感或过劳诱发。

二、治法不离益气养血和凉血止血

周老根据紫癜病气伤和火盛的病机特点，制定了益气养血和凉血止血两大法则，临床疗效很好。

所谓益气养血，包括两个部分：一是益气摄血，健肺脾之气，以摄外溢之血；二是养血补血。周老认为血液中的血小板是有形之物，属于血液成分中的一种，今溢于脉外，必耗损阴血，故治疗上予以养血补血。所谓凉血止血，就是利用药物偏性折其过旺之火，宁其不安之血。具体临证中，紫癜病急性期以及慢性期急性发作以火盛为特点，慢性期以气伤为特点。拟“凉血解毒汤”治疗急性期患者，而针对慢性期患者运用十全大补汤加减治疗。

三、紫癜病诊治思路

紫癜病急性期紫癜鲜红密布，出血症状较重，自拟凉血解毒汤。

组成：

银　花 15g	连　翘 12g	栀　子 12g	黄　芩 12g
土茯苓 15g	生　地 20g	赤　芍 12g	丹　皮 10g
女贞子 20g	旱莲草 20g	紫　草 20g	白茅根 30g
仙鹤草 30g	生甘草 20g	大　枣 15g	

水牛角片（或粉）10g（片先煎，粉冲服）

功能：清热解毒，凉血止血。

方解：外感邪热或内热伏扰营血，灼伤脉络，迫血妄行，故可引起紫癜及他处出血。此期紫癜鲜红密布，治宜凉血止血，清热解毒。方中银、翘、栀、芩、土茯苓清热解毒，以治病因；地、芍、丹、三草、茅根，有凉血止血之功；甘草、大枣可健脾益气，以摄血止血；女贞子养阴，有壮水制火之意；加入水牛角，仿犀角地黄汤意，以增强清热解毒、凉血止血之力。

慢性期以气伤为特点，主要表现为肺脾肾俱虚，此期紫癜淡红稀疏或没有明显出血点。对慢性期患者的治疗是中医治疗的优势及特色，我们临床中接触的大部分患者都是慢性期患者。针对慢性期患者，周老运用十全大补汤加减治疗。

组成：

炙黄芪 30g	当　归 12g	白　芍 12g	熟地黄 12g
女贞子 12g	旱莲草 15g	太子参 15g	茯　苓 15g
白　术 12g	紫　草 15g	卷　柏 15g	茜　草 15g
阿胶珠 15g	土大黄 15g	生甘草 10g	水牛角 15g（先煎）

功能：益气养血，兼以凉血止血。

方解：此方由十全大补汤化裁而来，因紫癜病常见出血症状，故减去温燥的肉桂、行气活血的川芎，以防动血。方中黄芪益气摄血为君药；参、苓、术、草四君子健脾益气为臣；当归、熟地黄、白芍滋阴养血，补血分；女贞子、旱莲草为二至丸，滋阴养血，潜阴火；紫草苦寒，凉血活血，清热解毒；土大黄清热解毒；卷柏性辛平，化瘀止血；水牛角、茜草苦寒，凉血化瘀止血；阿胶珠系阿胶炒制而成，加强了养血止血功效。全方在益气养血基础上兼顾凉血化瘀止血，适用于气阴两虚的紫癜病。

第七章

治疗血液病对药研究

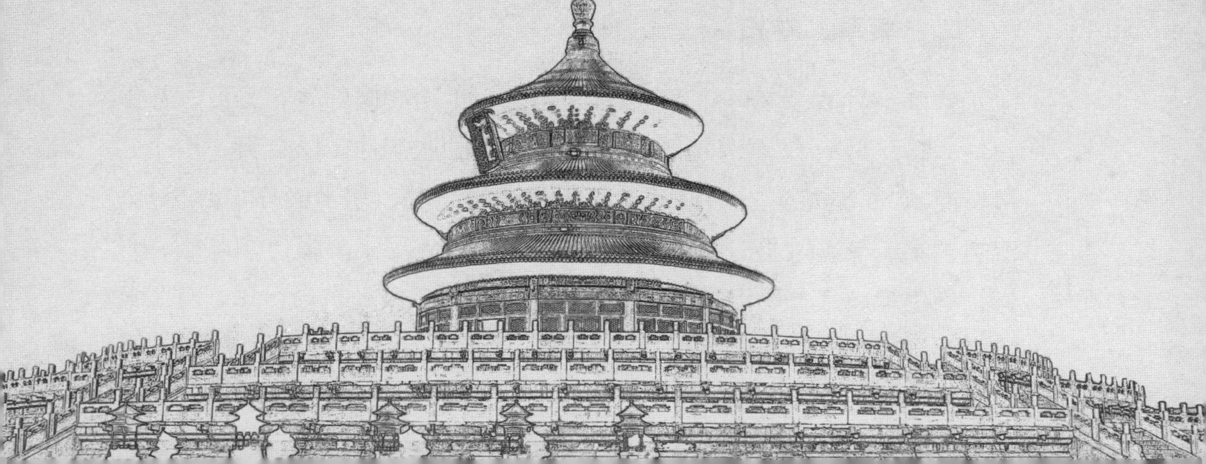

对药又称药对，是指使用相互依赖或相互制约的两种药，以达到相辅相成或减毒增效的目的，最终增强整个方药治疗疾病的功效。周老在70余年血液病诊治中积累了丰富的对药应用经验，起到了事半功倍的效果。在此举其一二。

一、生地黄、熟地黄

地黄，在《神农本草经》中名为“地髓”，其文曰：“填骨髓，长肌肉，作汤除寒热积聚，除痹”，“主治折跌绝筋。”地黄气寒，秉天冬寒之水气，入足少阴肾经，味甘，无毒，得地中正之土味，入足太阴脾经，气味重浊，阴也。唐以后将该药以九蒸九晒之法炮制，名熟地黄，始有生熟之分。熟地黄苦味尽除，力与生地黄相等，寒性稍减，蒸熟则黑，补肾为宜。陈修园指出：“地黄专取其性凉而华润疏通，熟则腻滞不凉，全失本性矣。”认为地黄经蒸熟后会失去《神农本草经》中所谓之作用。

周老认为，虽然气血生成依赖于后天补养及转化，但“肾中元阴元阳是气血化生之动力及源泉”，“肾中阳气衰败，气血无以化源；肾中精气亏耗，泉源枯涸”。虚劳病（骨髓衰竭类疾病）多因禀赋薄弱、素体亏虚，复因误治失治、用药不当或接触毒物，或邪气过盛，直伤骨髓精气，导致髓亏肾虚精耗，本源受损，气血无以化生，四肢百骸失养而成。周老善用生地黄和熟地黄作为君药治疗骨髓衰竭类疾病，取得满意疗效。具体运用上，肾阴虚为主者，单用生地黄，取其甘润下行之力；肾阳虚为主者，单用熟地黄，减其寒性；肾阴阳两虚者，生地黄与熟地黄并用，以起相辅相成之功效。

二、紫草、卷柏

紫草，《神农本草经》云其“味苦寒，主治心腹邪气，五疳，补中益气，利九窍”，《名医别录》谓其疗“腹肿胀满痛。以合膏，治小儿疮及面皻”。紫草具有凉血活血、清热解毒之功，用于治疗温热斑疹，湿热黄疸，紫癜，吐、衄、尿血，淋浊，热结便秘，烧伤，湿疹，丹毒，痈疡等病证。现代药理研究证实，紫草有抗菌、抗炎作用，对金黄色葡萄球菌、大肠埃希菌、皮肤真菌等均有抑制作用，并能加速上皮生长，促进伤口愈合，常应用于伤口感染及神经性皮炎。

卷柏，《神农本草经》云其“气味辛温，主五脏邪气，女子阴中寒热痛、癥瘕、血闭、绝子”，《名医别录》记载其“止咳逆，治脱肛，散淋结，头中风眩，痿蹶，强阴益精”。卷柏具有活血通经功效，用于经闭痛经、癥瘕痞块、跌仆损伤。卷柏炭化瘀止血，用于吐血、崩漏、便血、脱肛。《本草求真》记载：“卷柏，其治有分生熟。生则微寒，力能破血通经，故治癥瘕淋结等症；炙则辛温，能以止血。”

周老善用紫草配卷柏，寒温并用，配合后药性相制趋于平和，各取所长，起到活血化瘀、止血功效，可治疗过敏性紫癜、血小板减少症，特别是对于皮肤出血点较重的患者有良好的疗效。

三、女贞子、旱莲草

女贞子，《神农本草经》云其“味苦、平，主补中，安五脏，养精神，除百疾，久服肥健，轻身不老”，《本草经疏》载“女贞子，气味俱阴，正入肾除热补精之要品，肾得补，则五脏自安，精神自足，百病去而身肥健矣”。能补益肝肾，清虚热，强腰膝，明耳目，乌须发。

旱莲草始载于《唐本草》，本品味甘、酸，性寒，入肝、肾，能补肾益阴、凉血止血，主要用于治疗辨证为阴虚火旺、血热妄行的一切出血性疾病。二至丸又叫女贞丹，就是由旱莲草和女贞子两味药组成，最早见于明代《扶寿精方》。

周老用女贞子配旱莲草，滋阴补肾、除热填精，相得益彰，治疗各种贫血证见肾阴亏虚者。

四、白芍、熟地黄（生地黄）

芍药，《神农本草经》云其“味苦、平，主治邪气腹痛，除血痹，破坚积、寒热、疝瘕，止痛，利小便，益气”。芍药有赤白之分，白补赤泻，白收赤散，白寒赤温，白入气分滋阴、益气、利小便，赤入血分破血化瘀。

地黄，《神农本草经》云其“填骨髓，长肌肉，作汤除寒热积聚，除痹”，“主治折跌绝筋”。地黄气寒，秉天冬寒之水气，入足少阴肾经，味甘，无毒，得地中正之土味，入足太阴脾经，气味重浊，阴也。

周老用白芍配熟地黄（生地黄），利用白芍养血敛阴作用，协同生地黄与熟地黄加强滋阴补肾填精功效，白芍本身又有滋阴养血功效，与地黄相配能治疗各种贫血。

五、茜草、锁阳

茜草，《神农本草经》谓其“味苦、寒，无毒。主寒湿风痹，黄疸，补中”，《名医别录》云其“止血，内崩下血，膀胱不足，踒跌”。茜草具有凉血活血、祛瘀通经之功效，止血而不留瘀，用于吐血、衄血、崩漏下血、外伤出血、经闭瘀阻、关节痹痛、跌仆肿痛。

锁阳，《本草纲目》云其“甘、温、无毒。大补阴气，益精血，利大便。……润燥养筋，治痿弱”。

周老用茜草配锁阳，寒热并用，补阳而不助火，止血而不留瘀，治疗慢性血小板减少症之脾肾阳虚的患者。

六、三棱、莪术

三棱，味苦、辛，性平，入肝、脾经。具有破血行气、消积止痛之效。主癥瘕痞块，瘀滞经闭，痛经，食积胀痛，跌打损伤。《日华子本草》云其“治妇人血脉不调，心腹痛，落胎，消恶血；补劳，通月经，治气胀；消仆损瘀血、产后腹痛、血运并宿血不下”。

莪术，味辛、苦，性温，归肝、脾经。具有破血行气、消积止痛的功效。用于血瘀腹痛、肝脾肿大、心腹胀痛、积聚、妇女血瘀经闭、跌打损伤作痛、饮食积滞。

三棱、莪术两药功能相近，周老用此两药治疗骨髓增殖性疾病和慢性淋巴细胞白血病伴有肝、脾大的患者。

七、茯苓、土茯苓

茯苓，味甘、淡，性平。《神农本草经》记载其“主胸胁逆气，忧恚惊邪恐悸，心下结痛，寒热烦满，咳逆，口焦舌干，利小便”。具有渗湿利水、益脾和胃、宁心安神的功效。主治小便不利、水肿胀满、痰饮咳逆、呕哕、泄泻、遗精、淋浊、惊悸，健忘等。

土茯苓，味甘、淡，性平，入肝、胃经。《本草纲目》谓其“健脾胃，强筋骨，去风湿，利关节，止泄泻。治拘挛骨痛，恶疮痈肿。解汞粉、银朱毒”，《江西草药》载其“杀虫解毒。治瘰疬，小儿疳积”。土茯苓具有清热除湿、泄浊解毒、通利关节的功效。主治梅毒、淋浊、泄泻、筋骨挛痛、脚气、痈肿、疮癣、瘰疬、瘿瘤及汞中毒。

周老利用土茯苓清热解毒，有治疗痈肿、疮癣、瘰疬、瘿瘤的功效，配合茯苓健脾利湿，取其健脾化痰、解毒的作用，治疗急、慢性淋巴细胞白血病及骨髓瘤等 B 细胞增殖性疾病。

八、补骨脂、骨碎补

补骨脂，味辛，性温，无毒，入肾经。《药性论》谓其“主男子腰疼，膝冷囊湿，逐诸冷痹顽，止小便利，腹中冷”，《开宝本草》言其“主五劳七伤，风虚冷，骨髓伤败，肾冷精流及妇人血气堕胎”。补骨脂能补肾助阳，用于肾虚冷泻、遗尿、小便频数、滑精、阳痿、腰膝冷痛、虚寒喘嗽；外用治白癜风。

骨碎补，味苦，性温，无毒，入肝、肾经。《本草新编》曰：“骨碎补，味苦，气温，无毒。入骨，用之以补接伤碎最神。疗风血积疼，破血有功，止血亦效。同补血药用之尤良，其功用真有不可思议之妙；同补肾药用之，可以固齿；同失血药用之，可以填窍，不止祛风接骨独有奇功也。”《本草正》谓：“疗骨中邪毒，风热疼痛，或外感风湿，以致两足痿弱疼痛。”本品能补肾强骨，续伤止痛。用于肾虚腰痛、耳鸣耳聋、牙齿松动、跌仆闪挫、筋骨折伤。

两药皆入肾经，补骨脂以补肾助阳见长，骨碎补为补接伤碎要药，配合后补肾、强壮筋骨，疗肾虚骨痛。周老常用补骨脂配骨碎补治疗多发性骨髓瘤之肾虚骨痛，预防和治疗多发性骨髓瘤引起的骨质疏松及骨痛。

九、龙葵、白花蛇舌草

龙葵，性寒，味苦、微甘，有小毒。《唐本草》记载："食之解劳少睡，去虚热肿。"《滇南本草》记载："治小儿风热，攻疮毒，洗疥癞痒痛，祛皮肤风。"《滇南本草图说》记载："治小儿风邪，热症惊风，化痰解痉，亦治痘风疮，遍身风痒。疔，可攻能散。叶：洗疮。"龙葵具有清热、解毒、活血、消肿的功效。常用于治疗疔疮、痈肿、丹毒、跌打扭伤、慢性支气管炎、急性肾炎等。

白花蛇舌草，味苦甘，性寒，无毒，入心、肝、脾、大肠经。有清热、利湿、解毒的功效。用于肠痈（阑尾炎）、疮疖肿毒、湿热黄疸、小便不利等病证；外用治疮疖痈肿、毒蛇咬伤。

周老用龙葵配白花蛇舌草治疗恶性血液病，特别是对急、慢性淋巴细胞白血病以及慢性粒细胞白血病等，有很好的疗效。龙葵兼具活血消肿功效，对肝脾、淋巴结肿大者尤宜。

十、丹参、鸡血藤

丹参，味苦，性微寒，入心、肝经。具有祛瘀止痛、活血通经、清心除烦的功效。用于治疗月经不调、经闭痛经、癥瘕积聚、胸腹刺痛、热痹疼痛、疮疡肿痛、心烦不眠、肝脾肿大、心绞痛。

鸡血藤，味苦、甘，性温，归肝、肾经。具有补血、活血、通络的功效。用于治疗月经不调、血虚萎黄、麻木瘫痪、风湿痹痛。

两药均具有活血化瘀的功效，周老常用丹参配合鸡血藤治疗白细胞增高、血小板增高的骨髓增殖性肿瘤。周老认为骨髓增殖性肿瘤中白细胞、血小板增高是因毒瘀阻滞骨髓，瘀血不去则新血不生所致，故应以活血化瘀为大法，在活血化瘀的膈下逐瘀汤、血府逐瘀汤基础上配合丹参、鸡血藤两药，加强活血化瘀、通络消癥的功效。

十一、锁阳、水牛角

锁阳，《本草纲目》言其"甘、温、无毒。大补阴气，益精血，利大便。润燥养筋，治痿弱"，《本草原始》载其："补阴血虚火，兴阳固精，强阴益髓”。锁阳能补肾润肠，常用于治疗阳痿、尿血、血枯便秘、腰膝痿弱等。

水牛角，味苦，性寒，归心、肝经。《名医别录》曰：“疗时气寒热头痛。”《陆川本草》曰：“凉血解毒，止衄。治热病昏迷，麻痘斑疹，吐血，衄血，血热，溺赤。”水牛角具有清热、凉血、定惊、解毒的功效，治伤寒、温病热入血分之惊狂、烦躁、谵妄、斑疹、发黄、吐血、衄血、下血、痈疽肿毒。

此两药寒热属性相反，配合应用看似不妥，但周老用此对药治疗慢性紫癜病取得良效，两者配合使用是周老长期临证经验之精华。慢性紫癜病病情缠绵，病程长，日积月累后大部分患者表现出阳气虚损之象，加上反复的虚火泛滥，紫癜隐隐，此起彼伏，终致寒热错杂，难以有效治疗。周老在病证结合思想基础上利用锁阳、水牛角两种属性相反的药，各司其职，各个歼灭。水牛角清热凉血解毒，不仅能治疗急性期的紫癜遍布，在慢性期应用也具有一定的预防急性发作的作用；锁阳温阳补肾，针对慢性患者阳气虚衰的特性，能鼓舞阳气，以助正气恢复。

十二、金银花、连翘

金银花，《本草正》记载：“金银花，味甘，气平，其性微寒。善于化毒，故治痈疽、肿毒、疮癣、杨梅、风湿诸毒，诚为要药。毒未成者能散，毒已成者能溃，但其性缓，用须倍加，或用酒煮服，或捣汁掺酒顿饮，或研烂拌酒厚敷。若治瘰疬上部气分诸毒，用一两许时常煎服极效。”

《本草纲目》中详细论述了金银花具有“久服轻身、延年益寿”的功效。金银花含有多种人体必需的微量元素和化学成分，同时含有多种对人体有利的活性酶物质，具有抗衰老、防癌变、轻身健体的作用。中医学认为，金银花具有清热解毒、凉血化瘀之功效，主治外感风热、温病初起、疮疡疔毒、红肿热痛、便脓血。

连翘，《神农本草经》记载其“味苦，平，主寒热、鼠瘘、瘰疬、痈肿恶疮、瘿瘤、结热蛊毒”，有清热解毒、散结消肿的功效，主治温热、丹毒、斑疹、痈疡肿毒、瘰疬、小便淋闭。常与连翘、薄荷、淡豆豉等同用，具有清热解毒、疏风解表的作用，可用于温病初期发热微恶风寒、口微渴者，代表方剂如银翘散。文献报道，取连翘18g，加水用文火煎成150ml，分3次食前服，治疗原发免疫性血小板减少症和过敏性紫癜，服后皮肤紫癜全部消退。研究表明，连翘含有多量芸香苷，能保持毛细血管正常抵抗力，降低毛细血管的脆性和通透性。此外，连翘似乎还有脱敏的作用。

周老常用金银花配连翘治疗紫癜病和紫癜风，取其清热解毒功效，用以解毒利咽，其性升散，善解气分邪热，也具有透热凉血功效，尤适用于咽部不适、经常感冒之人。

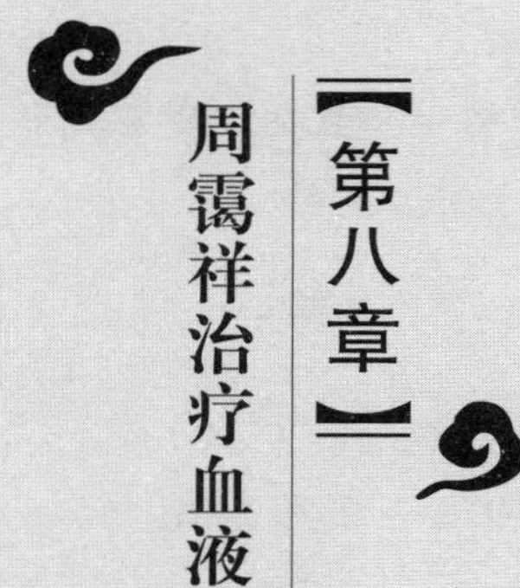

【第八章】周霭祥治疗血液病典型医案

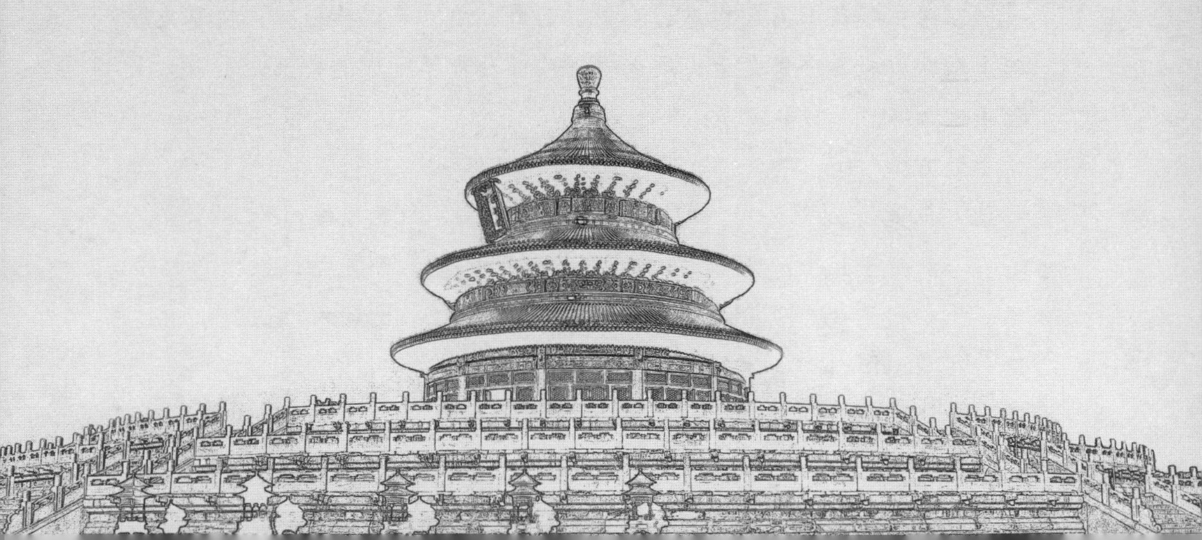

第一节　再生障碍性贫血

一、医案一

董某，男，22岁。1978年2月14日初诊。

患者牙龈衄血，伴头晕、乏力近1年。

初诊：患者因牙龈出血，伴头晕、乏力近1年，于1978年2月在当地医院就诊，发现贫血，血红蛋白为50~60g/L。经骨髓穿刺，诊断为再生障碍性贫血，为求进一步治疗而来。现在患者自觉头晕、乏力、心慌、自汗、怕冷、便溏。舌质淡，舌苔薄，脉象沉弱。血常规：白细胞2.6×10^9/L，血红蛋白50g/L，血小板10×10^9/L。

诊断：虚（髓）劳（再生障碍性贫血）。

辨证：脾肾阳虚。

治法：温补脾肾。

处方：

太子参12g　白　术10g　茯　苓10g　甘　草10g
熟地黄12g　川　芎10g　白　芍10g　炙黄芪20g
当　归10g　肉　桂3g　制附片2g　麦　冬10g
法半夏10g　肉苁蓉10g

水煎服，日1剂。

二诊：服药1周后，患者头晕、乏力、怕冷等症状稍减，在原方基础上增减口服3个月之后，周老根据辨证及肾精亏虚的特征，予以大菟丝子饮加减。

处方：

炙黄芪20g　当　归10g　白　芍15g　熟地黄20g
女贞子12g　旱莲草15g　菟丝子15g　补骨脂15g
枸杞子12g　制首乌12g　山萸肉12g　巴戟天12g
锁　阳15g　太子参15g　炙甘草10g

本案患者治疗时间较长，坚持近3年，至1981年初血象开始恢复。1983年3月血象基本恢复正常。随诊10余年血象正常，可正常工作、生活。

按：再生障碍性贫血，证属脾肾阳虚，治以温补脾肾常获良效。肾藏命门之火，肾阳虚即命门火衰，不能温养肢体，故见形寒肢冷；脾主运化，脾阳虚，运化失职，故有肢体倦怠、便溏、面白。脉象沉弱，亦为脾肾阳虚之象。本病病机根本在于肾精亏虚，但本案初诊时患者中焦脾阳虚损症状较突出，根据周老的理论，早期予以十四味建中汤加减，温健脾阳，兼顾相火，症状好转后予以大菟丝子饮以填精补肾、益气生血，最终使其血象恢复正常。

二、医案二

冯某，男，41岁。1986年6月17日初诊。

患者头晕、乏力，牙龈渗血1年余。

初诊：患者于1985年初出现牙龈少量出血，随即出现头晕、乏力、耳鸣。经外院诊为再生障碍性贫血，为求中医治疗而来。现在患者自觉头晕、乏力，牙龈出血，纳差。舌质淡而胖，舌苔黄白稍厚，脉象沉细。血常规：血红蛋白58g/L，白细胞3.8×10^9/L，血小板3.2×10^9/L。

诊断：虚（髓）劳（再生障碍性贫血）。

辨证：脾肾虚损，气血双亏。

治法：滋肾补脾，益气养血。

处方：

菟丝子15g	枸杞子15g	女贞子15g	旱莲草15g
补骨脂15g	制首乌15g	紫　草15g	黑桑椹15g
淫羊藿20g	茜　草15g	白茅根30g	鸡血藤30g
胡芦巴12g	生地黄15g	熟地黄15g	

二诊：服药1个月余，症状稍减，血象上升不明显。舌质淡胖、苔白，脉象沉细。前方加当归补血汤（黄芪20g、当归15g），继续服用。

服上方半年余，患者血象上升稳定，血红蛋白恢复正常而出院。

按：再生障碍性贫血，证属脾肾虚损，气血双亏，治以滋肾补脾、益气养血获良效。因饮食失调，劳倦内伤，损及脾肾，生化气血之功能衰退。心血虚而心悸；脾气虚而食纳不佳，周身乏力；脾不统血而有齿衄、肌衄；血虚不能上荣头面，故而面色苍白、头晕。舌淡、苔白及脉细均为脾肾两虚之象。本病病位在脾肾，病性属虚，治疗上补肾是关键，但也要重视后天脾胃，辅以益气健脾，补后天以助先天，往往事半功倍。本案患者出血较重，周老加紫草、茜草、白茅根以凉血止血，鸡血藤性温，温中散寒、活血化瘀，在此方中起到祛瘀生新的作用。

三、医案三

焦某，49 岁，女。1982 年 10 月 29 日初诊。

患者头晕、心悸、乏力伴皮肤紫癜 10 个月。

初诊：患者于 1982 年 3 月发现贫血，在外院及本院（西苑医院）检查，经骨髓穿刺，诊断为再生障碍性贫血。现在患者乏力、气短、牙龈出血、怕冷喜暖、腹胀、便溏。血常规：血红蛋白 45g/L，白细胞 4×10^9/L，血小板 10×10^9/L。舌质淡红，舌苔薄白，脉象结代。

诊断：虚（髓）劳（再生障碍性贫血）。

辨证：脾肾虚损，气血双亏。

治法：温补脾肾，益气养血。

处方：方用十全大补汤加减。

党　参 20g　　白　术 12g　　茯　苓 15g　　炙甘草 10g
当　归 15g　　白　芍 12g　　生地黄 30g　　川　芎 12g
麦　冬 12g　　法半夏 12g　　陈　皮 10g　　肉　桂 10g
附　子 10g

水煎服，日 1 剂。

二诊：服药 1 个月余，症状好转，血象缓慢上升。效不更方，治疗半年后脱离输血。出院后门诊继续服用十四味建中汤加味。1 年后血象恢复正常至今。2002 年 8 月 22 日因心脏疾患住院，检查血常规：血红蛋白 126g/L，白细胞 5.25×10^9/L，血小板 136×10^9/L。

按：再生障碍性贫血，证属脾肾阳虚，治以温补脾肾、益气养血获良效。脾阳虚，不能温煦中焦则腹胀，不能腐熟水谷则便溏，不能生化气血则乏力、面色苍白、舌淡、苔白，不能统血则齿衄。脾虚日久及肾，肾阳虚、命门火衰则畏寒、气短。本案患者主要是脾肾阳虚所导致的乏力、气短、畏寒等，治疗时须求本，以温补脾肾之阳为主，同时加入少量滋阴药以阴中求阳。

四、医案四

李某，男，30 岁。1966 年 4 月 25 日初诊。

患者头晕、乏力、心悸、齿衄近 4 个月。

初诊：患者于 1966 年 1 月感冒后发热，随即出现颜面及双手苍白，自觉乏力、腿软，眼睑水肿。在当地医院检查发现贫血，经骨髓穿刺诊断为再生障碍性贫血。自觉明显怕冷。血常规：血红蛋白 38g/L，白细胞 2.1×10^9/L，血小板 25×10^9/L。舌质淡红，舌苔薄白，脉象细稍数。

诊断：虚（髓）劳（慢性再生障碍性贫血）。

辨证：肾阴阳两虚，以阳虚为主。

治法：温补肾阳，益肾填精。

处方：

党　参 12g	白　术 10g	茯　苓 10g	甘　草 10g
当　归 12g	川　芎 10g	白　芍 12g	熟地黄 12g
熟附片 2g	麦　冬 10g	法半夏 10g	肉苁蓉 10g
炙黄芪 20g	菟丝子 15g	锁　阳 12g	

水煎服，日 1 剂。

二诊：服药 2 个月余，自觉症状减轻。血常规：血红蛋白 67g/L，白细胞 1.85×10^9/L。效不更方，原方加减继续服用，血象稳步上升，服药半年余，血红蛋白恢复正常。继续门诊服药巩固疗效。

按：慢性再生障碍性贫血，证属肾阴阳两虚，以阳虚为主，治以温肾阳、益肾填精获良效。肾为先天之本，主骨，肾虚则见两腿酸软、头晕耳鸣；肾虚，气血生化乏源而致心悸、乏力；阳虚则外寒。本案患者明显怕冷，此为阳虚的表现，又有头晕、耳鸣，说明病位在肾，然其脉象细稍数说明有阴虚症状存在。治疗时应当顾及阴阳两方，阴平阳秘，精神乃治。

五、医案五

刘某，男，14 岁。1987 年 9 月 14 日初诊。

患者乏力、头晕伴牙龈渗血，皮肤紫癜近 1 个月。

初诊：近 1 个月来，患者无明显诱因出现牙龈渗血，在当地医院查血红蛋白 72g/L，经骨髓穿刺诊为再生障碍性贫血，求中医治疗而来诊。自觉头晕、乏力，牙龈渗血，面色无华。血常规：血红蛋白 59g/L，白细胞 5.9×10^9/L，血小板 25×10^9/L。舌质淡、苔白，脉细。

诊断：虚（髓）劳（再生障碍性贫血）。

辨证：气血双亏。

治法：补肾填精，益气养血。

处方：

菟丝子 10g　女贞子 10g　补骨脂 10g　山萸肉 12g
淫羊藿 10g　制首乌 12g　熟地黄 12g　枸杞子 15g
太子参 12g　炙黄芪 20g　当　归 15g　制黄精 10g
旱莲草 12g　仙鹤草 20g

水煎服，日 1 剂。

二诊：服药 1 个月，患者自觉症状减轻。效不更方，原方加减继续服用，服药 1 年后血象稳步上升。至 1989 年 5 月出院时血象基本正常。

按：再生障碍性贫血，证属气血双亏，治以补肾填精、益气养血收良效。肾虚髓亏，血无以复生，血脉亏损，不能上荣于面及濡养百骸，故可见头晕、乏力、面色无华等。本病为急性起病，属虚实夹杂，以虚为主，治疗上在补肾填精的基础上佐以清热解毒、凉血止血。

六、医案六

马某，女，24岁。1993年2月25日初诊。

患者乏力、头晕1个月，加重伴心悸1周。

初诊： 患者于1个月前轻体力活动后即感乏力、头晕。近1周出现心悸、气短，并有四肢散在出血点，到北京大学人民医院检查发现贫血，即来求中医治疗。自觉头晕、乏力、心悸，月经量大。血常规：血红蛋白48g/L，白细胞1.6×10^9/L，血小板24×10^9/L。骨髓象符合再生障碍性贫血。舌质淡、边有齿痕，舌苔白腻，脉象细数、尺脉无力。

诊断： 虚（髓）劳（再生障碍性贫血）。

辨证： 肾阴阳两虚。

治法： 补肾填精，温阳滋阴凉血。

处方：

炙黄芪 25g	当　归 10g	白　芍 15g	熟地黄 15g
女贞子 15g	旱莲草 15g	紫　草 15g	制首乌 15g
山萸肉 15g	枸杞子 15g	菟丝子 15g	阿　胶 20g（烊化）
补骨脂 15g	锁　阳 15g	肉苁蓉 12g	巴戟天 12g
仙鹤草 20g	炙甘草 20g	红　枣 15g	

水煎服，日1剂。

二诊： 服药1个月，诸症减轻。血常规：血红蛋白83g/L，白细胞3.4×10^9/L，血小板25×10^9/L。服药3个月，血象好转，脱离输血。服药4个月，血象基本恢复正常。继续巩固治疗至1993年12月（用药10个月），血常规：血红蛋白136g/L，白细胞4×10^9/L，血小板84×10^9/L。

按：再生障碍性贫血，证属肾阴阳两虚，治以益精温阳、滋阴凉血获良效。舌淡、边有齿痕说明阳虚，尺脉无力说明为肾阳虚，然脉细数说明为阴虚。故此病例为肾阴阳两虚。肾为先天之本，主骨生髓，主纳气，主藏精。肾精亏虚则髓海不足而见头晕，肾虚则乏力、月经量大。水火不济可见心悸。治疗上必须抓住肾虚这个根本病机。

七、医案七

渠某，男，75岁。1965年4月7日就诊。

患者因渐进性疲乏无力、头晕、腿软、面色苍白来诊。

初诊：患者1年来疲乏无力，头晕腿软，面色苍白，进行性加重，偶有齿、鼻出血，手心热，怕冷，纳差，在外院诊断为再生障碍性贫血。用丙酸睾酮及输血治疗半年无效而来本院。查体：贫血貌，皮肤散在出血点，下肢轻度凹陷性水肿，余无特殊。脉细，尺脉弱稍数，舌质淡、苔薄白。血常规：血红蛋白36g/L，白细胞1.5×10^9/L，血小板20×10^9/L，网织红细胞0.2%。骨髓检查：增生重度低下，淋巴细胞显著增多，巨核细胞未见，血小板极少。

诊断：虚（髓）劳（慢性再生障碍性贫血）。

辨证：气血不足，肝脾肾三脏俱虚。

治法：益气血，肝脾肾三脏俱补。

处方：五补方加减。

炙黄芪20g　当　归15g　白　芍15g　熟地黄15g
女贞子15g　旱莲草20g　党　参20g　白　术12g
茯　苓15g　制首乌15g　枸杞子15g　紫　草20g
仙鹤草20g　菟丝子15g　巴戟天12g　锁　阳15g
淫羊藿12g　炙甘草15g

水煎服，日1剂。

二诊：服药1个月，出血症状减轻。时有低热，手脚心热，天凉则怕冷，夜尿多，便溏。原方略作加减，服药3个月后血象开始上升，逐渐停止输血，半年后血象明显上升。1966 年 10 月血常规检查：血红蛋白 139g/L，白细胞 4.3×10^9/L，血小板 78×10^9/L，网织红细胞 2.2%。复查骨髓象：增生活跃，粒、红两系增生，淋巴细胞略高，巨核细胞可见，血小板略少。出院后继续服原方加减，逐渐恢复正常工作。两年后来院复查，血象、骨髓象恢复正常。

按：慢性再生障碍性贫血，证属气血不足，肝、脾、肾三脏俱虚，治以益气血，补益肝脾肾收良效。患者来诊时疲乏无力、面色苍白、舌质淡，说明气血两虚；头晕、便溏、怕冷、夜尿多为肝脾肾俱虚表现。故宜用益气血、补肝脾肾之五补方加减治疗。虽疗程较长，终获治愈。

附五补方，组成：炙黄芪、当归、白芍、熟地黄、女贞子、旱莲草、党参、白术、茯苓、制首乌、枸杞子、紫草、菟丝子、补骨脂、巴戟天、锁阳、淫羊藿、炙甘草。功能：益气血，补肝脾肾。主治：各种气血亏虚证，如慢性粒细胞白血病、再生障碍性贫血、骨髓增生异常综合征等。方解：贫血患者多有气、血、肝、脾、肾虚损表现，宜五者并补，故名五补方。肝、脾、肾与造血关系密切，故此方可治骨髓造血功能障碍等疾病。全方有补益气血阴阳四类药物，取“阴生阳长”“孤阴不生，独阳不长”“阴为阳之基，阳为阴之统”的理论而设计此方。方歌：周氏五补治血虚，气血阴阳相互依；参术苓草本补气，芪归地芍补血虚；女贞、旱莲为二至，杞首菟补又巴戟；锁阳灵脾加紫草，肝肾既补血可止。

八、医案八

孙某，男，45 岁。1965 年 3 月 8 日初诊。

患者头晕、乏力、心悸、气短 5 个月。

初诊：患者因乏力、气短、头晕、心悸 5 个月来诊，经骨髓穿刺诊断为再生障碍性贫血。自觉心慌、乏力、气短，活动后加重。血常规：血红蛋白 59g/L，白细胞 2.2×10^9/L。血小板数不详，舌质红瘦，舌苔净，脉象细弦。

诊断： 虚（髓）劳（再生障碍性贫血）。

辨证： 肾阴阳两虚。

治法： 滋肾填髓，益气养血。

处方：

菟丝子10g　女贞子10g　补骨脂10g　山萸肉12g

淫羊藿10g　制首乌12g　熟地黄12g　枸杞子15g

太子参12g　炙黄芪20g　当　归15g　制黄精10g

旱莲草12g　仙鹤草20g

水煎服，日1剂。

二诊： 上方加减服用4个月，仍有耳鸣、眼花，但血红蛋白上升至107g/L。发病日久，非短期能缓解，原方略作增减，坚持治疗。治疗半年，血象基本恢复正常。至1965年12月出院时，查血常规：血红蛋白120g/L，白细胞4×10^9/L，血小板35×10^9/L。

按： 再生障碍性贫血，证属肾阴阳两虚，治以滋肾填髓、益气养血获良效。此证为肾阴阳两虚，以阴虚为主。肾为先天之本，主骨生髓，主藏精，主纳气。肾虚则气短、乏力、头晕、耳鸣。肾为水脏，肾虚则无以上济于心，则有心悸之象。舌红瘦、镜面舌均说明肾精亏虚，不能濡养全身。本病病位在肾，病性属虚，以阴虚为主，治疗上从滋阴补肾着手。加入少许温阳药，以阳中求阴。

九、医案九

王某，女，15岁。1991年5月22日初诊。

患者头晕、乏力、心悸伴牙龈渗血8个月。

初诊： 患者于1990年9月感冒后自服氯芬黄敏（感冒通）胶囊，不久出现头晕、乏力，月经量多，在当地医院检查发现贫血，经山东省中医院骨髓穿刺诊断为再生障碍性贫血。自觉头晕、心悸，口腔有渗血。血常规：血红蛋白59g/L，白细胞2.5×10^9/L，血小板1.9×10^9/L。舌质淡，舌苔薄白，脉象沉细数。

诊断： 虚（髓）劳（再生障碍性贫血）。

辨证：肾阴虚。

治法：补肾生髓，益气养阴。

处方：

菟丝子10g　女贞子10g　补骨脂10g　山萸肉12g

淫羊藿10g　制首乌12g　熟地黄12g　枸杞子15g

太子参12g　炙黄芪20g　当　归15g　制黄精10g

旱莲草12g　仙鹤草20g

水煎服，日1剂。

二诊：服药3个月后，症状明显好转。效不更方，原方略作增减继续服用。服药半年，血象稳步上升。10个月后血象基本恢复正常。

按：再生障碍性贫血，证属肾阴虚，治以补肾生髓、益气养阴收良效。本病病位在肾，病性属虚。肾阴亏虚不能滋养五脏则出现头晕、耳鸣。水火不济则有心悸。阴虚火旺则迫血妄行，出现牙龈出血。然其舌淡则是肾阳虚衰之象，故治疗上当佐以温阳，注意阴生阳长，阴中求阳。

十、医案十

王某，男，28岁。1987年9月28日初诊。

患者头晕、乏力伴鼻衄半年。

初诊：患者于1987年3月无明显诱因出现头晕、乏力，活动后加重，伴鼻衄，到当地医院检查发现贫血，经骨髓穿刺诊为再生障碍性贫血。自觉头晕、耳鸣、乏力、心悸，活动后加重。血常规：血红蛋白64g/L，白细胞6×10^9/L，血小板31×10^9/L。舌质淡红，舌苔白腻，脉象细略数。

诊断：虚（髓）劳（再生障碍性贫血）。

辨证：脾肾两虚。

治法：补肾健脾，滋阴温阳。

处方：

菟丝子 10g	女贞子 10g	补骨脂 10g	山萸肉 12g
淫羊藿 10g	制首乌 12g	熟地黄 12g	枸杞子 15g
太子参 12g	炙黄芪 20g	当　归 15g	制黄精 10g
旱莲草 12g	仙鹤草 20g		

水煎服，日 1 剂。

二诊： 服药 2 个月，症状减轻。血常规：血红蛋白 80g/L，白细胞 1.4×10^9/L。效不更方，原方加减继续服药 3 个月，血象基本恢复正常。巩固治疗 1 个月后出院。1988 年 1 月查血常规：血红蛋白 129g/L，白细胞 9.4×10^9/L，血小板 50×10^9/L。

按： 再生障碍性贫血，证属脾肾两虚，治以补肾健脾、滋阴温阳获良效。脾为后天之本，气血生化之源，脾主升清。脾虚，不能化生气血，则气血亏；脾虚，无力升清，则清阳不升而见头晕、耳鸣；脾虚，不能主四肢肌肉而见乏力。肾为水脏，主藏精。肾虚不能上济于心而见心悸、头晕、耳鸣。舌淡红、脉细数为气血亏虚之象。本病病位在脾肾，病性属虚。由于脾肾阳虚而造成脏腑功能低下，气血不生，四肢百骸失养。又由于肾阴亏虚，阴虚生热，迫血妄行而导致气随血脱，气血更加亏虚。故治疗上以补肾健脾、滋阴温阳为主。

十一、医案十一

患者面色㿠白，活动后心悸、气短近 7 个月。

初诊： 患者于 1987 年 9 月无明显诱因出现出血症状，医院检查发现贫血，按贫血治疗无效果。于近日来本院，经骨髓穿刺诊断为再生障碍性贫血。自觉心悸、气短，活动后加重，腰酸腿软、耳鸣。血常规：血红蛋白 73g/L，白细胞 5.7×10^9/L，血小板 49×10^9/L。舌质淡、体胖，舌苔薄白，脉象沉而无力。

诊断： 虚劳（再生障碍性贫血）。

辨证： 肾阴阳两虚。

治法：益肾填精，滋补阴阳。

处方：

菟丝子 10g	女贞子 10g	补骨脂 10g	山萸肉 12g
淫羊藿 10g	制首乌 12g	熟地黄 12g	枸杞子 15g
太子参 12g	炙黄芪 20g	当　归 15g	制黄精 10g
旱莲草 12g	仙鹤草 20g		

水煎服，日 1 剂。

二诊：服药 1 个月，患者仍有活动后心悸、气短，无出血及感染。治疗收效，但治愈尚需时日。前方略做增减继续服用。服药半年，患者血象开始上升，继续服本方，治疗 1 年，血象恢复正常。血常规：血红蛋白 110g/L，白细胞 3.3×10^9/L，血小板 105×10^9/L。

按：再生障碍性贫血，证属肾阴阳两虚，治以益肾填精、滋补阴阳收良效。肾主骨生髓通于脑，髓海不足，耳失所充则耳鸣，精亏则血少，面少华。心失所养则心悸。血为气之母，血不足则气化乏源，故见气短，动则耗气，故活动后气短加重。舌淡、脉沉细无力为肾气不足之象。本病为慢性病，隐性起病，日久耗气伤精。治疗上当以益肾填髓为主，且治疗时间长。

十二、医案十二

吴某，女，43 岁。1989 年 2 月 11 日初诊。

患者乏力、心悸、面色苍白 6 个月。

初诊：患者于 1988 年 8 月开始出现面色苍白、心悸，时有头晕、耳鸣。经检查发现贫血，在首都医科大学宣武医院经骨髓穿刺诊断为再生障碍性贫血，予输血、司坦唑醇等治疗，血象好转不明显。自觉头晕、眼花、心悸、耳鸣，月经量多。血常规：血红蛋白 58g/L，白细胞 2×10^9/L，血小板 17×10^9/L。舌质淡红，舌苔白，脉细。

诊断：虚（髓）劳（再生障碍性贫血）。

辨证：气血双亏。

治法：补肾健脾，补益气血。

处方：

菟丝子 10g	女贞子 10g	补骨脂 10g	山萸肉 12g
淫羊藿 10g	制首乌 12g	熟地黄 12g	枸杞子 15g
太子参 12g	炙黄芪 20g	当　归 15g	制黄精 10g
旱莲草 12g	仙鹤草 20g		

水煎服，日 1 剂。

二诊：服药 2 周，症状好转，血常规：血红蛋白 98g/L，白细胞 2×10^9/L。效不更方，继续服药治疗 2 个月，血象基本恢复正常。1989 年 4 月 22 日，查血常规：血红蛋白 115g/L，白细胞 5.2×10^9/L，血小板 85×10^9/L。

按：再生障碍性贫血，证属气血双亏，治以补肾健脾、补益气血获良效。肾虚则肾精亏损，骨髓不充，髓虚则精血不能复生，气血乏源。血虚不能充养耳目，上荣于头，故头晕、眼花、耳鸣，心失血养则心悸。脾统血，脾虚统摄无权，故月经量多。舌淡红、脉细乃血虚之外候之象。故治以补肾健脾，补益气血获效。

十三、医案十三

武某，女，56 岁。1987 年 8 月 24 日初诊。

患者乏力伴牙龈出血 1 年余。

初诊：患者于 1986 年 5 月无明显诱因出现全身乏力，伴牙龈增生，双下肢皮肤紫癜，到当地医院检查发现贫血，在复兴医院（现首都医科大学附属复兴医院）经骨髓穿刺诊为再生障碍性贫血，求中医治疗而来。自觉乏力、心悸、气短，牙龈出血，双下肢出血点。血常规：血红蛋白 65g/L，白细胞 2.1×10^9/L，血小板 15×10^9/L。舌质淡红，舌苔薄白，脉象沉弱。

诊断：虚（髓）劳（再生障碍性贫血）。

辨证：脾肾双亏。

治法：补益脾肾。

处方：

炙黄芪 20g	当　归 15g	菟丝子 10g	女贞子 10g
补骨脂 10g	山萸肉 12g	淫羊藿 10g	制首乌 12g
熟地黄 12g	枸杞子 15g	太子参 12g	制黄精 10g
旱莲草 12g	仙鹤草 20g		

水煎服，日 1 剂。

二诊：服药 2 个月，患者诸症好转，皮肤出血点消失。血常规：血红蛋白 90g/L，白细胞 $1.6\times10^{9}/L$，血小板 $45\times10^{9}/L$。血象好转，并稳步上升，原方略作增减继续服用。1 年后血象基本恢复正常。1989 年 1 月复查血常规：血红蛋白 128g/L，白细胞 $6.5\times10^{9}/L$，血小板 $38\times10^{9}/L$。

按：再生障碍性贫血，证属脾肾双亏，治以补益脾肾获良效。本病诸症均由脾肾两虚造成。脾为后天之本，气血生化之源。肾为先天之本，主骨生髓。脾肾两虚则气血亏虚，四肢、五脏、百骸功能均低下。脾虚则气血生化乏源，气血亏虚，气虚不能摄血，血虚日久生热，迫血妄行，均可见齿衄、肌衄。脾主四肢，脾虚则四肢乏力、气短。肾虚则水火不济而见心慌。脉沉弱、舌淡、苔白均说明气血亏虚。治疗以扶正培本为主。

十四、医案十四

熊某，女，21 岁。1976 年 2 月 19 日初诊。

患者头晕、乏力、心悸、纳差半年余。

初诊：患者于 1975 年 8 月因贫血在当地医院经骨髓穿刺诊断为再生障碍性贫血，用皮质醇与雄激素结合定期输血治疗半年，病情无明显好转。血常规：白细胞 $2.1\times10^{9}/L$，血红蛋白 77g/L，血小板 $20\times10^{9}/L$。自觉头晕，腰酸腿软，手足心热，乏力。察其面色无华，周身散在出血点，舌质淡胖、苔薄白，脉沉细无力。

诊断：虚（髓）劳（再生障碍性贫血）。

辨证：肾阴虚。

治法：滋阴补肾健脾，辅以益气养血。

处方：用当归补血汤合大菟丝子饮加减。

炙黄芪 30g	当　归 12g	紫河车 15g	白　芍 12g
制首乌 15g	女贞子 12g	陈　皮 6g	生地黄 12g
熟地黄 12g	旱莲草 15g	菟丝子 15g	枸杞子 15g
补骨脂 10g	太子参 15g	白　术 12g	茯　苓 15g
夜交藤 12g			

水煎服，日 1 剂。

二诊：服药 14 剂，症状减轻。效不更方，原方略作加减继续治疗 3 个月，输血间隔延长；半年后脱离输血并逐渐恢复正常。出院后继续服中药 1 年。5 年后婚育 1 子。随访至 2015 年，40 年未复发，工作、生活正常。

按：再生障碍性贫血，证属肾阴虚，以滋阴补肾为主治疗收良效。乏力，活动后心悸、气短，为气血不足之表现；纳差，面有贫血貌、舌淡胖，为脾肾两虚、精血不足所致；气不摄血，有出血而见周身散在出血点，面色少华等血虚之象；腰酸腿软、手足心热、乏力等为肾阴虚之症；舌淡、脉沉细为血虚的表现。本病表现为气血不足，但本在脾肾。脾肾两虚，脾主气，脾虚则气弱；肾虚不能生髓造血，因而形成本病。治疗应健脾补肾以治其本，益气补血以治其标。标本兼治，长期治疗，终获痊愈。

十五、医案十五

许某，男，45 岁。1964 年 7 月 24 日初诊。

患者头晕、心悸、耳鸣、乏力 10 个月。

初诊：患者于 1963 年 10 月起觉头晕，时有头痛、心悸、气短，活动后明显加重。在当地医院检查发现贫血，经骨髓穿刺诊断为再生障碍性贫血，求中医治疗而来。查血常规：血红蛋白 50g/L，白细胞 3.2×10^9/L，血小板 14×10^9/L。面色㿠白，舌质淡、舌苔薄白，脉象左脉弦细，右脉沉细而弱。

诊断： 虚（髓）劳（再生障碍性贫血）。

辨证： 脾肾阳虚。

治法： 健脾益气，补肾温阳。

处方：

党参 12g	白术 10g	茯苓 10g	甘草 10g
当归 12g	川芎 10g	白芍 12g	熟地黄 12g
制附片 2g	麦冬 12g	法夏 10g	肉苁蓉 12g
生黄芪 20g	肉桂 3g	陈皮 10g	

水煎服，日 1 剂。

二诊： 服药 1 个月余，自觉症状减轻。效不更方，原方略作增减继续服药。服药半年，血象稳定上升。至 1965 年 6 月血象基本恢复正常。

按： 再生障碍性贫血，证属虚（髓）劳（脾肾阳虚），治以健脾益气、补肾温阳获良效。本病病位在脾肾，病性属虚。脾为后天之本，气血生化之源，脾虚则气血亏虚，无法上荣于面则面色无华、舌淡、苔白。脾主四肢，脾虚则四肢乏力。肾为先天之本，肾虚则头晕、耳鸣。肾虚水火不济出现心悸。左脉弦细说明血虚，右脉沉细而弱说明气虚。本病为脾肾阳虚而致气血亏虚，气血亏虚则不能濡养五脏，亦致脾、肾两脏亏虚更甚。故治病当以求本为主。

十六、医案十六

赵某，男，15 岁。1992 年 6 月 16 日初诊。

患者乏力 1 年伴皮肤散在出血点。

初诊： 患者近 1 年来常有乏力、汗出，近 3 个月发现皮肤散在出血点，在北京协和医院经骨髓穿刺诊断为再生障碍性贫血，求中医治疗而来。血常规：血红蛋白 84g/L，白细胞 4.2×10^9/L，血小板 86×10^9/L。舌质淡、苔白，脉象细数。

诊断： 虚（髓）劳（再生障碍性贫血）。

辨证： 气血双亏。

治法： 补益气血，益肾健脾。

处方：

炙黄芪 20g　当　归 10g　菟丝子 10g　女贞子 10g

旱莲草 10g　制首乌 10g　枸杞子 10g　熟地黄 10g

补骨脂 10g　肉苁蓉 10g　巴戟天 10g　仙鹤草 10g

水煎服，日 1 剂。

二诊：服药 3 周，诸症好转。血常规：血红蛋白 107g/L，白细胞 4.2×10^9/L。原方略作增减继续服用。治疗 3 个月余，血象基本恢复正常。1992 年 10 月 10 日查血常规：血红蛋白 128g/L，白细胞 4.3×10^9/L，血小板 60×10^9/L。回当地继续服药，巩固疗效。

按：再生障碍性贫血，证属气血双亏，治以补益气血、益肾健脾获良效。先天禀赋不足，毒邪侵入骨髓，导致肾精亏虚。肾为先天之本，肾虚不能生髓，精血生化乏源，故见面色苍白、乏力等血虚之象。脾为后天之本，脾虚不能摄血，故见皮肤紫癜。舌淡、脉细数均为气血虚弱之外象。本病病位在肾，病性属虚。肾为先天之本，肾精亏虚则五脏功能低下而发病。故通过补益气血、益肾健脾之法而获效。

十七、医案十七

刘某，女，23 岁。1989 年 7 月初诊。

患者乏力 5 个月。

初诊：患者 5 个月前因发热自服解热镇痛药 3 天，后渐出现疲乏无力，面色苍白无华，动则心悸，纳可，便调，无腰酸畏冷，经少色淡，舌淡、苔薄白，无瘀点，脉沉细无力。查血常规发现红细胞、白细胞、血小板均减少，故每月输血 400ml，输血后血红蛋白 75g/L，白细胞 2.0×10^9/L，血小板 30×10^9/L。骨髓增生极度低下，巨核细胞未见，骨髓小粒以非造血细胞为主。

诊断：虚（髓）劳（再生障碍性贫血）。

辨证：肾精虚损。

治法：补肾填精生血。

处方：

菟丝子30g	熟地黄25g	女贞子20g	旱莲草15g
仙　茅15g	淫羊藿15g	巴戟天20g	锁　阳15g
黄　精20g	何首乌25g	炙黄芪25g	鹿角胶20g（烊化）
当　归15g			

水煎服，日1剂。

二诊： 2个月后停止输血，血红蛋白为75g/L。又继续服药2个月，诸症消失，血常规：白细胞3.5×10^9/L，血红蛋白115g/L，血小板50×10^9/L。继用原方巩固半年停药，2年后生育1子，母子健康，随访10年未发。

按： 患者虽以气血亏虚为主要临床表现，但骨髓穿刺提示增生低下，骨髓空虚，证属药邪直伤肾精，气血无以生化。治当不补气血而补肾，肾充精复，则血得化生，故治以补肾填精生血。

十八、医案十八

戴某，男，56岁。

因头晕、乏力、动则心慌6个月入院。

初诊： 患者头晕、乏力、动则心慌，伴腰酸背冷、小便清长，食纳可，大便溏稀，面色苍白无华，双下肢轻度水肿，全身无出血点，舌淡胖、边有齿痕，舌苔薄白，脉沉无力。每月输血400ml。血常规：血红蛋白60g/L，白细胞2.5×10^9/L，血小板3.5×10^9/L。骨髓增生低下，骨髓小粒以非造血细胞为主。

诊断： 虚劳（再生障碍性贫血）。

辨证： 肾阳虚衰。

治法： 温补肾阳为主，少佐益气养血。

处方：

菟丝子30g	补骨脂20g	仙　茅15g	淫羊藿15g
巴戟天15g	锁　阳15g	熟地黄15g	鹿角胶20g（烊化）
女贞子20g	旱莲草15g	制首乌25g	炙黄芪25g

当　归 15g

水煎服，日 1 剂。

二诊： 2 个月后腰酸背冷减，小便可，食纳差，大便稀，腹胀，双下肢水肿减，舌淡胖、边有齿痕，舌苔白、根部厚，脉沉无力。证属脾肾阳虚、虚不受补，予脾肾双补。

处方：

炙黄芪 15g　当　归 15g　党　参 12g　茯　苓 15g
炒白术 12g　炙甘草 10g　陈　皮 10g　法半夏 10g
补骨脂 10g　枳　壳 8g　厚　朴 6g　菟丝子 15g
淫羊藿 15g　紫　草 15g　砂　仁 6g（后下）

水煎服，日 1 剂。

三诊： 3 个月后腰酸背不冷，小便可，食纳可，大便溏稀，双下肢仍肿，舌淡胖、边有齿痕，舌苔白、根稍厚，脉沉无力。血红蛋白 60g/L，停止输血 3 个月。治疗初步起效，又守上方 4 个月，大便稀溏，双下肢仍肿，舌淡胖、边有齿痕，舌上瘀斑，舌苔白、根稍厚，脉沉无力，全身无出血点，血红蛋白 65g/L。思补脾日久，症稍减而血未升，改用初诊方以补肾为主，病久入络，加鸡血藤 30g、丹参 15g、红花 6g。

四诊： 1 个月后大便溏稀好转，双下肢肿减，血红蛋白升至 75g/L。原方继服，2 个月后血红蛋白升至 115g/L，便调肿消，诸症消失，唯舌稍胖，继用 1 个月，血红蛋白升至 125g/L。病愈出院，随访 5 年未复发，正常生活。

按： 该患者脾肾虚的症状均见，脾虚症状为多，初以补肾，后以补脾，补脾时间较长，症虽稍减而未全消，血不上升，而终以补肾收功，说明肾虚是其本质，脾虚是其标象。

十九、医案十九

武某，女，56 岁。

乏力伴有双下肢皮肤散在出血点 1 年。

初诊： 患者于 1 年前无明显原因出现乏力伴有双下肢皮肤散在出血

点，在当地医院检查发现外周血三系减少，经骨髓穿刺检查诊断为再生障碍性贫血。刻下症患者自觉乏力、心悸、气短，牙龈出血，舌淡红、苔薄白，脉沉弱。血常规：白细胞 $2.1\times10^9/L$，血红蛋白 65g/L，血小板 $15\times10^9/L$。

诊断： 虚（髓）劳（再生障碍性贫血）。

辨证： 肾虚精亏，气血不足。

治法： 补肾填精，益气补血。

处方： 予加味大菟丝子饮。

炙黄芪 25g　当　归 12g　菟丝子 12g　女贞子 12g
补骨脂 10g　山萸肉 10g　淫羊藿 10g　旱莲草 10g
熟地黄 12g　枸杞子 10g　太子参 15g　制黄精 10g
仙鹤草 20g　制首乌 12g

水煎服，日 1 剂。

二诊： 患者服药 2 个月后血象即有升高，继续以原方加减。1 年后血象基本恢复正常，2 年后血常规示白细胞 $3.8\times10^9/L$，血红蛋白 128g/L，血小板 $65\times10^9/L$，患者恢复正常生活。

二十、治疗再生障碍性贫血医理精要

周老认为再生障碍性贫血本质是虚（髓）劳，肾精亏虚是本，气血亏虚是标，发热、出血是正气亏虚所引起的变证。周老强调治疗要抓住治肾这个本质，“肾主骨生髓”“精血同源”，虽然气血生成依赖于后天脾胃补养，但“肾中元阴元阳是气血化生之动力及源泉”“肾中阳气衰败，气血无以化源；肾中精气亏耗，泉源枯涸”。

再生障碍性贫血的病机根源在于肾精亏虚，临床上可见肾阴虚、肾阳虚、肾阴阳两虚三种证型。“肾中阳气衰败，气血无以化源；肾中精气亏耗，泉源枯涸”，最终均导致气血两虚，故临床表现以血虚失荣之贫血见症、气虚失于统摄之出血见症或气虚外感邪毒之发热见症为主。总治疗原则是“虚则补之”，分别采用滋补肾阴药或温补肾阳药或阴阳双补药。随证加减变化治疗并发症。

因气血亏虚为再生障碍性贫血的常见证型并贯穿始终，故益气养血之当归补血汤、四君子等方剂为临证所常用。阴虚者宜用甘润益肾之剂，以滋阴使虚火降而阳归于阴，即是“壮水之主，以制阳光”；阳虚者宜用甘温益气之品，以补阳使沉阴散而阴从于阳，即是“益火之源，以消阴翳”；至于阴阳两虚，气血两伤者，就宜阴阳气血并补。

（一）虚劳与髓劳病机鉴别要点

周老指出：髓劳的病因病机与虚劳有所不同。虚劳多因久病致虚，或饮食烦劳所伤，久虚不复而致，气血虚在前，肾虚精亏多在后期，即所谓“五脏之病，穷必及肾”；而髓劳多因禀赋薄弱、素体亏虚，复因误治失治、用药不当或接触毒物，或邪气过盛，直伤骨髓精气，导致髓亏肾虚精耗，本源受损，气血无以化生，四肢百骸失养，髓劳遂成；急髓劳则禀赋更弱、邪毒更甚、髓伤尤重，故而其势更凶。总之，髓劳其髓伤为先天禀赋不足，肾虚精亏在先，气血虚在后。髓劳较虚劳病位深、病情重。

（二）临证时处理好肾精匮乏与气血亏虚之间的关系

周老认为虚（髓）劳的基本病机是肾虚精亏，骨髓空虚，气血无以化生。中医学认为血液的生成不仅仅与脾、肾两脏有密切关系，骨中精髓也与血液相互化生。再生障碍性贫血患者主要表现为气血亏虚、五脏失养，可伴有肾虚髓亏症状，也可不出现肾虚髓亏症状。在早期治疗再生障碍性贫血的实践中，以补脾益气生血的方法治疗也取得了疗效。对此周老指出，气血亏虚引起的一系列表现是疾病的外在表现，不反映疾病的本质。肾为先天之本，受五脏六腑之精而藏之，虚（髓）劳肾虚精伤之初，尚能受其余四脏精气之补充，肾脏尚可自救，因而本脏虚损尚不明显，但精伤髓亏，不能化生气血，气血无以补充，因而肾虚髓亏之质反以气血虚为主要表现，这正是髓劳的特点，而这一特点又是由肾脏的特殊性——肾藏五脏六腑之精所决定的。精（髓）虚是本，血（气）虚是标，因而健脾补气生血也能取得初步疗效。

周老认为再生障碍性贫血病机以肾精亏虚为本，气血亏虚为标。但在疾病的不同阶段表现不一，肾阳虚、肾阴虚、肾阴阳两虚是再生障碍性贫血常见也是基本的证型，在这基础上还能见到气血亏虚之象，有时气血亏虚之象覆盖本证。十四味建中汤就是适合此种证型的方药，既考虑到中焦脾胃，也顾及疾病根本。本方适用于以肾阳虚为本但以气血亏虚为主要临床表现的证型。常见于慢性再生障碍性贫血患者病程缠绵，气血虚极之时，此时虽疾病之本在于肾阳虚，但表象上以脾阳虚、脾气虚症状为主。此方在周老治疗再生障碍性贫血中只是阶段性应用，通过以十四味建中汤调理中焦后，最终回归到补肾填精方针上。这是周老再生障碍性贫血治疗中灵活应用方证理论的体现，兼顾脾胃，但没有脱离补肾宗旨。

（三）补肾注意阴阳并重

对于虚（髓）劳的治疗，周老十分推崇明代名医张景岳《景岳全书·新方八阵》之法："补方之制，补其虚也……其有气因精而虚者，自当补精以化气；精因气而虚者，自当补气以生精。……故善补阳者，必于阴中求阳，……善补阴者，必于阳中求阴……"肾为坎卦，元阴元阳所藏之处，肾中元阴元阳是气血化生之动力及源泉，肾中阳气衰败，气血无以化源，肾中精气亏耗，泉源枯涸。故周老用药强调以补肾填精为本，阴阳并用。

第二节　急性白血病

一、医案一

陈某，男性，11岁。1989年10月26日初诊。

患者双目对称性突出2个月，加重伴右耳疼痛3天。

初诊：患者于1989年8月中旬发现双目对称性突出，同时发现血象异常。经骨髓穿刺确诊为急性粒细胞白血病M2型，绿色瘤。未经化疗来本院求诊。查血红蛋白96g/L，白细胞13.4×10^9/L，原始粒细胞占68%，血小板30×10^9/L。查其咽红，扁桃体轻度肿大；双目突出，不能闭合；右耳红肿触痛，有炎性分泌物，右耳后有2cm×2cm肿物。

右颌下淋巴结 5cm×5cm，活动，触痛明显。舌质红、苔薄黄，脉弦数。

诊断：热劳（急性粒细胞白血病）。

辨证：热毒夹瘀，痹阻经络。

治法：清热解毒，活血化瘀，兼补气血。

处方：

炙黄芪 12g　当　归 10g　赤　芍 10g　莪　术 8g

龙胆草 8g　香　附 8g　龙　葵 15g　半枝莲 15g

山慈姑 8g　黄药子 8g　白花蛇舌草 15g

水煎服，日 1 剂。

二诊：服药 7 剂，耳痛消失，突眼明显好转。配合西药治疗，用三尖杉酯碱－长春新碱－阿糖胞苷－泼尼松（强的松）（联合抗癌疗法）方案化疗，察其舌红、苔薄白，脉弦细。加用青黄胶囊（青黛 9g、雄黄 1g，装胶囊每日 1 次）口服，原方略作增减继续口服。于同年 12 月骨髓象缓解，右耳后肿物消失，双眼能完全闭合。以后定期巩固化疗并服中药，至 1992 年下半年停止治疗。随访 17 年，患者病情完全缓解。

按：本例急性粒细胞性白血病 M2 型、绿色瘤证属热毒夹瘀，痹阻经络，治以清热解毒、活血化瘀，兼补气血，结合化疗，而收良效。审本案病机，为邪毒入髓伤血，毒热内蕴郁久积瘀，临床一派标实表象，表现为毒、瘀。根据扶正与祛邪相结合、辨证与辨病相结合、中西医有机结合之原则，应用化疗针对性杀伤白血病细胞，中药祛毒逐瘀，佐以益气养血。患者病情半年内获完全缓解，之后定期巩固化疗及长期口服中药达两年余，至 1992 年患者完全恢复正常，后赴国外留学。

二、医案二

刘某，男，24 岁。1979 年 11 月 12 日初诊。

患者乏力、发热、头晕 1 个月。

初诊：患者 1 个月前无明显诱因出现头晕、乏力，伴低热。到医院就诊，发现血象异常，经骨髓穿刺诊断为急性早幼粒细胞白血病。为求中医治疗来诊。自觉乏力、头晕，发低热。血红蛋白95g/L，白细胞 $2.4\times10^9/L$，血小板 $40\times10^9/L$，骨髓中原始粒细胞加早幼粒细胞占54.3%。舌红、苔薄白，脉沉弦。此为正虚之体，毒邪入髓伤血致血虚气虚，故见乏力、头晕，气虚则易外感发热，治疗宜虚则补之。

诊断：急劳（急性早幼粒细胞白血病）。

辨证：邪毒入髓，气血双亏。

治法：补益气血，扶正祛邪。

处方：

炙黄芪30g　党　参30g　当　归10g　生　地12g

山萸肉12g　菟丝子12g　制首乌12g　黄　精12g

女贞子10g　旱莲草15g　白茅根30g　藕　节30g

龙　葵12g　蛇　莓15g　白花蛇舌草20g

水煎服，日1剂。

二诊：服药7剂，头晕、乏力稍减轻，舌红、苔白，脉沉弦。症状减轻但病根未除，故好转不明显。治病必求于本，本病为毒邪入髓伤血，法当解毒祛邪，治以解毒活血祛瘀。药用青黄散（青黛与雄黄的比例为7:3)，每日15g。服药1个月骨髓象缓解，根据血象调整青黄散用量服用近1年，维持缓解状态。随访至1999年已正常生活近20年。

按：急性早幼粒细胞白血病，证属邪毒内瘀，气血双亏，治以活血祛瘀解毒，佐以补养气血，收良效。根据辨证与辨病相结合的原则，辨其为正虚邪实，故扶助正气之后，予以祛除邪毒。

三、医案三

孙某，女，24岁。1980年6月14日初诊。

患者面黄、乏力2个月余来诊。

初诊：患者于1980年4月出现面色发黄、乏力，在当地医院就诊，发现贫血，经骨髓穿刺诊断为急性早幼粒细胞白血病，为求中西医结合治疗而来。自觉无力，面黄。血常规：血红蛋白77g/L，白细胞 $1.3\times10^9/L$，血小板 $140\times10^9/L$。查其舌质淡，舌苔白厚，脉象沉弱。

诊断：急劳（急性早幼粒细胞白血病）。

辨证：瘀毒停滞。

治法：清热解毒，攻毒祛瘀。

处方：青黄散。

青黛9g、雄黄1g。装胶囊，每日10g。

二诊：服药3个月，自觉症状好转。舌质淡、苔白，脉象沉细。血常规：血红蛋白132g/L，白细胞$6.7\times10^9/L$，血小板$105\times10^9/L$。治疗有效，继续服用青黄散，根据症状及血象增减用量。治疗半年余，血象及骨髓象均缓解。随访至2000年，已健康生活20年。

按：急性早幼粒细胞白血病，证属瘀毒停滞，治以解毒祛瘀获良效。本病为邪毒入侵，伤及血络，毒瘀夹杂影响脾肾，新血不生，不能濡养五脏，故出现乏力，血不上荣于面，故有面色萎黄。本病证属虚实夹杂，为邪毒入侵所致。治疗上以解毒散瘀为主。

四、医案四

蔡某，男，26岁。1979年12月26日初诊。

患者发热40余天来诊。

初诊：患者于1979年11月20日出现发热，当地医院抗感染治疗，效果不佳，于1979年12月14日经骨髓穿刺诊断为急性单核细胞白血病，为求中西医结合治疗而来。血常规：血红蛋白83g/L，白细胞$1.85\times10^9/L$。查其舌质淡红，舌苔薄白，脉象细数。

诊断：热劳（急性单核细胞白血病）。

辨证：瘀毒停滞。

治法：清热解毒，活血化瘀。

处方：

龙　葵30g　　黄药子15g　　三七粉2g　　乌　梅10g

薏苡仁30g　　板蓝根15g　　白头翁15g　　土大黄30g

白花蛇舌草30g

水煎服，日1剂。

另服青黄散（青黛、雄黄按9∶1比例装胶囊）每日10g。并配合COAP方案化疗一疗程。

二诊：服药1个月，血象开始稳步上升，自觉症状好转。因血象较低，未再用化疗。原方略作增减继续服用。至1980年2月26日血象基本恢复正常。同年4月骨髓穿刺示完全缓解。于同年6月出院。

按：急性单核细胞白血病，病属热劳。治以清热解毒、活血化瘀，获缓解。邪毒内蕴，伤血瘀滞，故见发热；瘀血不去，新血不生，四肢百骸失养，故见疲乏无力。本病属虚实夹杂，以邪实为主。邪毒入侵，伤及血络，日久新血不生，则血虚发热，脏腑失养。治疗当以祛邪为主。

五、医案五

张某，男，65岁。2013年7月4日初诊。

初诊：2012年9月经外院诊断为急性B型淋巴细胞白血病，骨髓穿刺及基因检测不详，予6个疗程化疗后，达到第一次完全缓解。就诊时血常规：白细胞 $4.72\times10^9/L$，血红蛋白112g/L，血小板 $94\times10^9/L$。未诉明显不适，舌红、苔白，脉细尺弱。

诊断：急劳（急性B型淋巴细胞白血病）。

辨证：气阴两虚，邪毒余留。

治法：益气养阴生血，解毒抗癌。

处方：

炙黄芪30g	当　归12g	白　芍12g	熟地黄15g
女贞子12g	旱莲草15g	紫河车15g	灵　芝15g
太子参15g	炒白术12g	茯　苓15g	土大黄15g
白　英15g	土茯苓15g	龙　葵20g	生甘草15g
白花蛇舌草20g			

水煎服，日1剂。

二诊：2014年4月20日。患者诉，2014年2月第7次化疗后停止西医化疗，最近骨髓穿刺检查完全缓解，近期多次查血常规均正常。今日血常规：白细胞 $3.4\times10^9/L$，血红蛋白 135g/L，血小板 $126\times10^9/L$，未诉明显不适，舌红、苔白，脉细。继续予以益气补血养阴、解毒抗癌的治法，加用三棱、莪术破瘀生新。

处方：

炙黄芪 30g	当　归 12g	白　芍 12g	熟地黄 15g
女贞子 12g	旱莲草 15g	太子参 15g	炒白术 12g
茯　苓 15g	三　棱 12g	莪　术 15g	白　英 15g
龙　葵 20g	蛇　莓 15g	生甘草 15g	薏苡仁 15g
灵　芝 15g	白花蛇舌草 20g		

水煎服，日 1 剂。

此患者目前继续就诊于周老门诊，最近一次血常规为白细胞 $4.3\times10^9/L$，血红蛋白 153g/L，血小板 $142\times10^9/L$。

按： 周老认为急性白血病病机为邪毒入侵，邪毒内蕴骨髓，毒瘀阻滞，瘀血不去，新血不生，致四肢百骸失养，故见疲乏无力、贫血。本病属虚实夹杂，以邪实为主。急性白血病病机关键在于“毒－瘀－毒”，最初邪毒内伏瘀滞，导致气血运行不畅，瘀血内生，内生瘀血进一步加重邪毒深伏，不易清除。这是一个恶性循环，治疗上应抓住三个方面：一抓邪毒，运用龙葵、白花蛇舌草、白英等解毒抗癌；二抓瘀血，清理病理产物，一方面减轻毒瘀负荷，另一方面清理通道给邪以出路；三要抓扶正，予以益气养血中药，鼓舞正气，驱邪外出。

六、医案六

王某，女，76 岁。2014 年 2 月 5 日初诊。

初诊： 患者于2013 年 12 月外院诊断为急性粒－单核细胞白血病，当时血常规：白细胞 $43.3\times10^9/L$，血红蛋白 60g/L，血小板 $142\times10^9/L$。因考虑到高白细胞及患者年龄，家属放弃系统化疗，予以口服羟基脲（Hydroxyurea）1.0～2.0g/d，就诊时血常规：白细胞 $16.3\times10^9/L$，血红蛋白 56g/L，血小板 $164\times10^9/L$。患者自觉胸闷憋气，活动后加重。

诊断： 热劳（急性粒单核细胞白血病）。

辨证： 邪毒壅盛，正气亏虚。

治法： 解毒抗癌，益气固本。

处方：

炙黄芪 30g	当　归 12g	白　芍 12g	熟地黄 15g
紫河车 15g	太子参 15g	炒白术 12g	茯　苓 15g
土茯苓 15g	龙　葵 15g	蛇　莓 12g	枸杞子 15g
薏苡仁 15g	灵　芝 15g	白花蛇舌草 15g	

水煎服，日 1 剂。

二诊： 2014 年 9 月 8 日。患者仍觉心悸、憋气。血常规：白细胞 $11.03\times10^9/L$，血红蛋白 65g/L，血小板 $126\times10^9/L$，外周血原始细胞 24%。目前口服羟基脲 0.5～1.0g/d。辨证为邪毒壅盛，正气亏虚。继续予以解毒抗癌、益气固本之法。

处方：

炙黄芪 30g	当　归 12g	白　芍 12g	熟地黄 15g
女贞子 12g	旱莲草 15g	枸杞子 15g	太子参 15g
炒白术 12g	茯　苓 15g	土茯苓 15g	龙　葵 15g
蛇　莓 12g	薏苡仁 15g	灵　芝 15g	白花蛇舌草 15g

水煎服，日 1 剂。

此患者目前定期输血支持，以 HU 控制白细胞，病情没有进一步恶化，已生存 9 个月。

七、诊治急性白血病精要

从急性白血病患者临床表现上分析，本病多表现为精血亏耗所致各种症状，历代医家将其归入“虚劳”“虚损”门中。《圣济总录》说：“热劳之证，心神烦躁，面赤头痛，眼涩唇焦，身体壮热，烦渴不止，口舌生疮，饮食无味，肢节酸痛，多卧少起，或时盗汗，日渐羸瘦者是也。”又说：“急劳之病与热劳相似，而得之差暴也……急劳者，缘禀赋不足，忧思气结，营卫俱虚，心肺壅热，金火相刑，脏气传克或感受外邪。故烦躁作热，颊赤心忪，头痛盗汗，咳嗽咽干，骨节酸痛，久则肌肤销铄，咳涎唾血者，皆其候也。”

（一）急性髓系白血病病机要点——“邪毒内蕴，气血内耗”

《黄帝内经》载：“邪之所凑，其气必虚。”白血病的内因是正气不足，复感邪毒，邪毒入里，入腑入脏入骨髓，邪伏骨髓，精血内耗，气血亏虚，表现为虚损之象。邪热入里，内热熏蒸，见发热；热伤血络，迫血妄行，或气不摄血，血溢脉外，见各种出血；血随气逆，或血随火逆，见鼻衄、齿衄、吐血、咯血；血下溢则见便血、尿血，妇女见崩漏；血溢肌表，损及络脉，见紫癜、瘀斑。

急性白血病初发和早期以邪热炽盛，邪实正不虚为主证；经过多次化疗或迁延日久，正气渐耗，气血亏虚多见；化疗缓解期正虚邪留，气血亏虚，气阴两伤，邪气留恋，脏腑辨证上以脾虚、肺虚、肾精亏虚为主。

（二）急性淋巴细胞白血病病机要点——“邪毒内蕴，痰瘀互结”

急性淋巴细胞白血病除可见以上急性髓细胞白血病的正邪相争特点外，还可见积聚、痰核之象。急性淋巴细胞白血病邪气为阴邪，邪毒入里，气滞血瘀，阻碍气机升降出入，内生寒痰，积于胁下，形成积聚，阻于经络，气机不畅，形成痰核。

（三）“毒－瘀－毒”循环是病机关键

周老认为急性白血病病机关键在于“毒－瘀－毒”的恶性循环。本病属虚实夹杂，以邪实为主。最初邪毒入侵，内伏瘀滞，导致气血运行不畅，瘀血内生，内生瘀血进一步加重邪毒深伏，不易清除，瘀血本身也产生自身的“瘀毒”，邪毒与“瘀毒”不除，新血不生，导致气血亏虚。临床所见证候大部分为气血亏虚的表象，但其根本原因在于邪毒与“瘀毒”。无论哪个环节的松脱都将有利于正常造血功能的恢复，故治疗上应针对这一循环的每个环节进行治疗，当然最初入侵的邪毒是关键。治疗上要抓住三个方面：一抓邪毒，运用龙葵、白花蛇舌草、白英等解毒抗癌；二抓瘀血，清理病理产物，一方面减轻毒瘀负荷，另一方面清理通道给邪以出路；三要抓扶正，予以益气养血中药，鼓舞正气，驱邪外出。

第三节　慢性粒细胞白血病

一、医案一

李某，男，20 岁。1977 年 6 月 10 日就诊。

患者疲乏无力 2 年余，白细胞增高 20 余天。

初诊：患者于 1977 年 5 月因鼻腔流血不止在当地医院就诊，发现血白细胞增多，经骨髓穿刺诊为慢性粒细胞白血病，为求中医治疗而来。自觉疲乏无力，脾大平脐。血常规：白细胞 $94.2 \times 10^9/L$，血红蛋白 120g/L，血小板 $85 \times 10^9/L$。察其舌质淡胖，舌苔薄白，脉弦沉。

诊断：癥积（慢性粒细胞白血病）。

辨证：毒瘀互阻。本虚之体，复感邪毒，阻于血脉，则留瘀不畅而毒瘀互阻，结于胁下。

治法：解毒抗癌，活血化瘀。

处方：青黄散，药用青黛 120g、雄黄 30g，混匀装胶囊，日服 6g。

二诊：服青黄散 2 个月后再诊，脾缩至肋下。血常规：白细胞 $4.6 \times 10^9/L$，血红蛋白 100g/L，血小板 $12 \times 10^9/L$，治疗有效。察其舌质暗红，舌苔薄白，脉沉细。患者年轻，正气尚存，加用活血逐瘀之品，以破血逐瘀、益气软坚散结，方用膈下逐瘀汤加减。青黄散继服。

处方：

当　归 12g　　赤　芍 10g　　丹　参 10g　　白花蛇舌草 30g
桃　仁 6g　　红　花 6g　　三　棱 10g　　鳖　甲 15g（先煎）
莪　术 10g　　山慈姑 10g　　炙黄芪 15g　　生牡蛎 30g（先煎）

水煎服，日 1 剂。

患者服药 1 个月后血象恢复正常，原方略作加减，服用半年后，骨髓象达完全缓解。随访至 2000 年，患者仍健康存活。

按：慢性粒细胞白血病，病属癥积，证为毒瘀互阻，治以解毒抗癌、活血化瘀。患者就诊时为巨脾，其病机是邪毒伏于髓内引起血瘀，致气虚血亏，“气塞不通，血壅不流”，发为癥积。正气不足为本病之本，邪毒致瘀为本病之标，在正气仍存、邪毒伏髓之时，当祛其标实为先，故应用活血化瘀，达到“去其所实，气血复生”的目标。

二、医案二

李某，男，51岁。1987年10月7日来诊。

初诊：患者因左肋下肿物3个月余，伴疼痛3天，于1987年10月7日收住院。入院前曾在私人诊所治疗3个月，因病情未改善而来西苑医院就医。入院查肝肋下4cm，脾肋下16cm，血常规：白细胞233×10^9/L，血红蛋白125g/L，血小板320×10^9/L，原幼粒细胞2%，早幼粒细胞1%，中幼粒细胞20%，晚幼粒细胞15%，中性杆状核粒细胞18%，中性分叶核粒细胞32%，淋巴细胞4%，单核细胞2%，经骨髓穿刺诊断为慢性粒细胞白血病。舌质淡红、苔薄，脉弦。

诊断：癥积（慢性粒细胞白血病）。

辨证：毒致瘀。

治法：清热解毒，活血化瘀。

处方：青黄散。

青黛9份，雄黄1份，两药混匀装胶囊，每日由5g逐渐增加到10g，分3次饭后服用。

患者服药6天，肝、脾开始变软缩小，随后白细胞下降，38天后临床体征消失，外周血恢复正常，治疗50天取得完全缓解。于同年12月12日出院，出院后继续以小剂量青黄散与靛玉红交替维持治疗。随访3年余，患者一直病情稳定，坚持正常工作。

按：根据慢性粒细胞白血病的特征，多数患者有肝脾肿大，中医多将其归为“癥积”范畴。其病机是内在虚损、阴阳不和，在脏腑功能虚弱的基础上，邪毒乘虚而入。邪毒一旦入侵，先经经络，后入脏腑，深及骨髓，致使气虚血亏，“气塞不通、血壅不流”，久而发为癥积。审其病机，正气不足为病之本，邪毒致瘀为病之标，在正气仍存，邪毒尤甚之时，周老认为当以祛其标实为先。本例患者临床上虽没有明显自觉症状，但肝脾肿大显著，瘀证明显，如果单纯以活血化瘀治疗而不解毒，临床上难以奏效，因此采用既有清热解毒，又有活血化瘀、消散癥积作用的青黄散治疗，最终达到“去其所害，气血复生”的目的。我们体会用青黄散治疗慢性粒细胞白血病具有疗效快、缓解率高、服用方便及不易引起骨髓抑制等优点。虽然雄黄含砷，具有一定毒性，但本例在治疗过程中由于注意经常排砷，患者除见有轻度皮肤色素沉着外，未见其他砷中毒表现。

三、医案三

张某，男，54岁。2005年5月13日初诊。

患者乏力2年。

初诊：患者2年前无明显诱因出现乏力，查血常规为白细胞14.6×10^9/L，血红蛋白100g/L，血小板120×10^9/L，融合基因*BCR/ABL*(+)，诊断为慢性粒细胞白血病，予以伊马替尼400mg/d。就诊时血常规：白细胞10.6×10^9/L，血红蛋白100g/L，血小板89×10^9/L。患者现轻度乏力，舌暗、苔薄白，脉沉。

诊断：癥积（慢性粒细胞白血病）。

辨证：毒瘀阻滞，气血亏虚。

治法：解毒化瘀，益气生血。

处方：

炙黄芪30g　当　归12g　白　芍12g　熟地黄15g

女贞子12g　旱莲草15g　太子参15g　炒白术12g

茯　苓15g　　白　英15g　　龙　葵20g　　土茯苓15g
土大黄15g　　青　黛15g（包煎）　　白花蛇舌草20g
水煎服，日1剂。

二诊：患者目前继续服用伊马替尼，血象稳定。B超示：脾厚，直径6cm。血常规：白细胞8.96×10^9/L，血红蛋白110g/L，血小板98×10^9/L，近期融合基因*BCR/ABL*（-）。舌暗、苔薄白，脉沉。原方基础上加三棱、莪术以破血消积，香附行气活血。

处方：
炙黄芪30g　　当　归12g　　白　芍12g　　熟地黄15g
女贞子12g　　旱莲草15g　　太子参15g　　炒白术12g
茯　苓15g　　白　英15g　　龙　葵20g　　生甘草12g
三　棱12g　　莪　术15g　　香　附12g　　青　黛15g（包煎）
土茯苓15g　　白花蛇舌草20g
水煎服，日1剂。

按：此患者处于慢性粒细胞白血病慢性期，伊马替尼治疗后病情稳定，中医证型属毒瘀阻滞，气血亏虚，以毒瘀阻滞为重。治疗上周老选择大量解毒抗癌之品，解毒化瘀以抑制邪气，另一方面予以益气养阴生血之品，顾护正气，滋养阴血。周老善用三棱、莪术等破血消癥，青黛以清热解毒，香附乃血中气药，兼有活血行气功效，在方中协助三棱、莪术，加强功效。

四、医案四

谢某，女，41岁。1985年11月6日初诊。

患者因乏力消瘦，腹胀2个月来诊。

初诊：见患者消瘦，腹膨隆，舌质暗、舌苔薄。检查肝在肋下1cm，脾在肋下11cm，进入盆腔，右缘过腹中线2cm。查血常规：血红蛋白70g/L，白细胞63×10^9/L，血小板380×10^9/L。经骨髓穿刺诊断为慢性粒细胞白血病。

诊断：癥积（慢性粒细胞白血病）。

辨证：气滞血瘀，癥积为患。

治法：理气活血，化瘀消癥。

处方：周氏化瘀消癥汤。

桃　仁10g　红　花10g　当归尾15g　赤　芍10g

川　芎12g　丹　参20g　鸡血藤20g　三　棱12g

莪　术12g　香　附12g　郁　金10g　青　黛12g（包煎）

鳖　甲20g（先煎）

水煎服，日1剂。

另加青黄散（青黛、雄黄比例为9:1）。每次2～4g，每日3次，饭后服。不用西药。

二诊：服药1周后症状好转，白细胞开始下降，肝、脾变软变小。治疗2个月后，白细胞降至10×10^9/L左右。幼稚细胞逐渐减少，以至消失。至1986年3月出院前查血红蛋白128g/L；白细胞6.4×10^9/L，分类正常；血小板148×10^9/L。骨髓复查达到完全缓解。

按：本案慢性粒细胞白血病，乃气滞血瘀，癥积为患，治以化瘀消癥。肝脾明显肿大，乃因邪毒入血，引起气滞血瘀所致。中医认为气行血亦行，气滞血亦滞，故治疗此病须用解毒行气、活血化瘀之法。青黛、雄黄既可解毒，又能化腹中瘀血。

周氏化瘀消癥汤组成：桃仁、红花、当归尾、赤芍、川芎、丹参、鸡血藤、三棱、莪术、青黛、鳖甲、香附、郁金。功能：活血化瘀，消癥散结。主治：各种骨髓增生性疾病，慢性粒细胞白血病，真性红细胞增多症，血小板增多症等。方解：骨髓增生性疾病多由气滞血瘀所致，须用行气活血化瘀之品。方中前九味有活血化瘀而消积块作用；青黛可解毒、消肿、散瘀，对白细胞高者适宜；鳖甲软坚散结，香附、郁金行气，增强活血化瘀作用。诸药合用可治多种血瘀证。

方歌：周氏化瘀消癥汤，适宜红白血板多；
桃红归芎丹藤芍，又增棱莪力更雄；
鳖甲消痞肿块畏，郁金香附助癥消。

五、对慢性粒细胞白血病的认识

周老认为，慢性粒细胞白血病属中医“癥积”范畴。病机为邪毒入血伏髓，毒瘀与痰湿互结，阻滞经络，气血瘀滞不畅，瘀血不去，新血不生，终致气血亏虚。与其他急性白血病不同，慢性粒细胞白血病病程较长，病机突出在痰瘀互阻，早期以痰瘀阻滞为主要矛盾，气血亏虚之象不明显，随着疾病进展，毒瘀渐入血入髓，阻碍正常精血化生，导致精血亏损，或正气亏虚，邪毒炽盛，病情迅速恶化，演变成急劳（急性白血病）。故主张分段治疗，早期以解毒化瘀消积为主，益气生血为辅，进展期及急劳阶段应两法并重，双管齐下。

慢性粒细胞白血病，常见肝、脾、淋巴结明显肿大，乃因邪毒入血阻碍气机，引起痰瘀互阻所致。中医认为气行血亦行，气滞血亦滞，故治疗此病须用行气活血、解毒化瘀消癥之法。青黄散由雄黄和青黛组成，雄黄主要成分为二硫化二砷，味辛、苦，性温，有毒，归心、肝、胃经，具有解毒杀虫、燥湿祛痰、截疟的功能。青黛，味咸，性寒，归肝、肾经，具有清热解毒、凉血消斑、清肝泻火之功效，其有效成分靛玉红具有抗菌及抗肿瘤作用。两药配合组方，相辅相成，增加解毒功效的同时，寒热并用，互为佐制，制约和消减彼此毒性，可使整体药性趋于平和，组方后具有解毒化瘀之功效。整个治疗方案中青黄散如同君主，统领诸药，深达骨髓，化瘀通络，驱邪外出，推陈致新，给汤剂益气补血创造条件。临床疗效的显著也说明此方案的有效性。

第四节　原发免疫性血小板减少症

一、医案一

陈某，女，36岁。2006年2月23日初诊。

皮肤多发性紫癜2年余。

初诊：患者于2004年2月无明显诱因出现皮肤紫癜。在外院就诊。

经查诊断为原发免疫性血小板减少症。2006 年春节前血小板计数降至 0，伴消化道出血，用激素等西药治疗有暂时疗效，停药即降。目前自觉乏力，双目干涩，皮肤紫癜。舌质淡红、舌苔薄白，脉细。查血常规：血红蛋白 120g/L，白细胞 4.5×10^{9}/L，血小板 11×10^{9}/L。

诊断：紫癜病（原发免疫性血小板减少症）。

辨证：气阴两虚，血热伤络。

治法：益气养阴，凉血止血。

处方：

炙黄芪 30g	当　归 12g	白　芍 12g	熟地黄 12g
女贞子 12g	旱莲草 15g	茜　草 15g	土大黄 15g
炙甘草 20g	枸杞子 15g	菊　花 10g	太子参 20g
仙鹤草 15g	水牛角丝 15g（先煎）		

水煎服，日 1 剂。

二诊：服药 1 个月后来院复诊，病情好转，乏力、双目干涩减轻，紫癜消失。舌质淡红、苔薄白，脉细。治法不变，原方略作增减。

至 2006 年 5 月 11 日来院复查，血红蛋白 120g/L，白细胞 4.5×10^{9}/L，血小板 120×10^{9}/L。血象恢复，原方略作加减再服 1 个月巩固治疗。

按：本案证属气阴两虚，治以益气养阴、凉血止血收良效。患者两年前起病，病程较长，久病气阴两伤，气虚不能摄血，阴虚血热，迫血妄行，故见出血。肝开窍于目，血虚肝失所养，可见双目干涩。乏力乃气虚之象。予以益气养阴（血）、凉血止血之品，出血得以控制，血小板上升，但仍需巩固治疗，以防复发。

二、医案二

蒋某，女，30 岁。2005 年 12 月 29 日初诊。

发现血小板减少半年余。

初诊：患者于2005 年 3 月 30 日查血小板 3×10^{9}/L，有鼻衄。在某西医院治疗，于 2005 年 4 月曾用丙种球蛋白 5 天，服用泼尼松 90mg/d，血小板升至正常，但减量过程中血小板降低，泼尼松每日服用10mg时血小板 20×10^9/L，病情反复，其间血小板最低达 8×10^9/L，输血小板3袋，于2005年12月13日加用达那唑。初诊时血常规：白细胞 8×10^9/L，血红蛋白160g/L，血小板 38×10^9/L。舌质红，舌苔黄，脉细弱。

诊断：紫癜病（原发免疫性血小板减少症）。

辨证：气阴两虚。

治法：益气养血，滋阴止血。

处方：

炙黄芪30g	当归12g	白芍12g	红枣15g
女贞子12g	旱莲草15g	紫草15g	茜草15g
阿胶珠15g	大蓟12g	小蓟12g	党参20g
炒白术12g	茯苓15g	锁阳15g	炙甘草20g
生地黄12g	熟地黄12g		

水煎服，日1剂。

二诊：服药1个月来诊，出血症状消失。查其舌质淡、苔白，脉细数。血常规：白细胞 10.5×10^9/L，血红蛋白159g/L，血小板 162×10^9/L。病情稳定，治疗有效。原方略作增减，继续巩固治疗。

按：本案辨证为气阴两虚，气虚不能摄血，阴虚生内热，血热妄行，易引起出血。治宜益气养血、滋阴止血，见效后，效不更方，再经巩固治疗。获得良效。

三、医案三

杨某，女，62岁。2010年9月30日初诊。

皮肤瘀斑3个月余。

初诊：患者无明显诱因出现皮肤瘀斑3个月。查血常规：白细胞 9.6×10^9/L，血红蛋白131g/L，血小板 3×10^9/L。经外院诊断为原发免疫性血小板减少症。予以泼尼松治疗，就诊时口服泼尼松每日25mg，血小板 25×10^9/L。现见：轻度乏力，口干、口苦，伴耳鸣，下肢皮肤少量出血点，舌红、苔薄白，脉细。

诊断：紫癜病（原发免疫性血小板减少症）。

辨证：气阴两虚。

治法：益气养血，凉血止血。

处方：

炙黄芪 30g	当　归 12g	白　芍 12g	熟地黄 12g
女贞子 12g	旱莲草 15g	太子参 15g	茯　苓 15g
炒白术 12g	紫　草 15g	卷　柏 15g	茜　草 15g
锁　阳 15g	生甘草 10g	阿　胶 15g（烊化）	

水煎服，日 1 剂。

二诊：2010 年 11 月 18 日。患者轻度乏力，下肢皮肤出血点全部吸收，舌红、苔薄白，脉细。血常规：白细胞 $11.3\times10^9/L$，血红蛋白 129g/L，血小板 $35\times10^9/L$。嘱其泼尼松缓慢减量，一周减半片。原方基础上加土大黄 15g，以清热行瘀、破瘀生新。

三诊：2011 年 1 月 30 日。患者无明显不适，舌红、苔薄白，脉细。血常规：白细胞 $6.9\times10^9/L$，血红蛋白 135g/L，血小板 $97\times10^9/L$。目前泼尼松每日 1 片。方药如下。

处方：

炙黄芪 30g	当　归 12g	白　芍 12g	熟地黄 12g
女贞子 12g	旱莲草 15g	党　参 15g	茯　苓 15g
炒白术 12g	紫　草 15g	卷　柏 15g	锁　阳 15g
土大黄 15g	车前子 15g	生甘草 10g	阿　胶 15g（烊化）

水煎服，日 1 剂。

四诊：2011 年 2 月 23 日。患者 1 周前感冒，咽痛、流涕，查血常规示血小板 $20\times10^9/L$。目前感冒基本痊愈，今日血常规：白细胞 $7.3\times10^9/L$，血红蛋白 130g/L，血小板 $21\times10^9/L$。全身皮肤未见明显出血点，舌红、苔薄白，脉细。加玉屏风散以益气固表，预防感染。

处方：

炙黄芪 30g	炒白术 12g	防　风 12g	当　归 12g
熟地黄 12g	女贞子 12g	旱莲草 15g	生甘草 10g
党　参 15g	茯　苓 15g	紫　草 15g	卷　柏 15g

锁　阳 15g　　土大黄 15g　　水牛角 15g（先煎）

阿　胶 15g（烊化）

水煎服，日 1 剂。

此患者随诊到 2015 年 2 月，血小板一直维持在正常范围，生活如常。

按： 此患者辨证为气阴两虚，予以十全大补汤加减，患者阴虚火旺，减去温燥的肉桂、行气活血的川芎，以防动血。方中参、苓、术、草四君子健脾益气；当归、熟地黄、白芍滋阴养血，补血分；女贞子、旱莲草乃二至丸，滋阴养血，潜阴火；紫草苦寒，凉血活血，清热解毒；卷柏性辛平，化瘀止血；茜草苦寒，凉血化瘀止血。后期加用土大黄辛、苦，凉，清热行瘀、杀虫解毒，周老常用土大黄清热解毒、破瘀生新的功能治疗紫癜病。加玉屏风散以提高抵抗力，防治感染。

四、医案四

关某，女，30 岁。

初诊： 患者于 2010 年 8 月皮肤出现出血点。当时血常规：白细胞 $6.8\times10^9/L$，血红蛋白 130g/L，血小板 $10\times10^9/L$。血小板相关抗体滴度显著增高：血小板表面相关抗体 IgG $683ng/10^7PA$，血小板表面相关抗体 IgM $156ng/10^7PA$，血小板表面相关抗体 IgA $126ng/10^7PA$。骨髓穿刺示：增生活跃，巨核细胞成熟障碍。诊断为原发免疫性血小板减少症，曾服用泼尼松、环孢素，间断输注血小板治疗，病情反复，血小板维持在（20～30）$\times10^9/L$，自行停西药治疗。2014 年 4 月，患者为求进一步治疗特来此就诊。患者现明显乏力、怕冷，舌红胖、边有齿痕，舌苔薄白，脉沉，血小板 $23\times10^9/L$。

诊断： 紫癜病（原发免疫性血小板减少症）。

辨证： 气阴两虚。

治法： 益气温阳养血，凉血止血。

处方：

炙黄芪30g　当　归15g　白　芍12g　熟地黄15g
女贞子12g　旱莲草15g　太子参15g　茯　苓15g
炒白术12g　紫　草15g　卷　柏15g　茜　草15g
土大黄15g　锁　阳15g　生甘草10g　水牛角20g（先煎）

水煎服，日1剂。

二诊： 2014年5月12日。症状无明显变化，咽部不适，无咳嗽、咳痰，皮肤散在细小出血点，血小板 $25\times10^9/L$。加土茯苓30g清热解毒、淫羊藿15g温肾助阳，继服1个月。

三诊： 2014年6月16日。乏力感减轻，无明显怕冷，舌淡胖、苔薄白，脉沉。血小板 $45\times10^9/L$。继服前方2个月。

四诊： 2014年8月15日。无明显乏力及怕冷，舌淡胖、苔薄白，脉沉。血小板 $98\times10^9/L$。继服前方2个月。此患者之后血小板恢复正常，停服中药，一直维持到现在。

按： 此患者停用西药后血小板维持在（20～30）$\times10^9/L$，病情稳定。症见：乏力，怕冷，舌红胖、边有齿痕，苔薄白，脉沉。周老辨为气阴两虚，予以益气温阳养血、凉血止血之法。在具体诊治中，周老在益气温阳基础上加卷柏、紫草、水牛角、土茯苓清热解毒、凉血止血，以助已出紫癜的吸收，又防止新发出血。整个治疗过程抓住气阴两虚病机，结合凉血止血、解毒化瘀、祛瘀生新的治法，协助紫癜的吸收和预防，经6个月余的治疗，患者血小板恢复正常并保持至今。

五、医案五

姚某，女，57岁。2014年12月18日初诊。

血小板减少1年半余。

初诊： 患者半年前无明显诱因出现鼻出血，当地查血常规示血小板 $3\times10^9/L$，予以丙种球蛋白5天方案治疗，并服用泼尼松每日65mg，血小板升至正常，之后缓慢减激素剂量，但减量过程中血小板降低，每日 10mg 时血小板波动在（8～20）$\times 10^9$/L，病情反复。目前口服激素每日 10mg。血常规：白细胞 8$\times 10^9$/L，血红蛋白 160g/L，血小板21$\times 10^9$/L。轻度乏力，无鼻出血，四肢少量散在出血点，食纳可，舌质红稍胖，舌苔黄，脉细弱。

诊断：紫癜病（原发免疫性血小板减少症）。

辨证：气阴两虚，兼阳气虚损。

治法：益气养血，兼以凉血止血、温阳益肾。

处方：

炙黄芪 30g　当　归 12g　白　芍 12g　生甘草 15g
女贞子 12g　旱莲草 15g　茜　草 15g　紫　草 15g
卷　柏 15g　土大黄 15g　锁　阳 15g　生地黄 15g
熟地黄 15g　太子参 15g　炒白术 12g　茯　苓 15g
水牛角 15g（先煎）

水煎服，日 1 剂。

二诊：服药 2 个月来诊，出血症状消失。舌质红稍胖，舌苔黄，脉细弱。血常规：白细胞 10.5$\times 10^9$/L，血红蛋白 159g/L，血小板 28$\times 10^9$/L。病情稳定，嘱其缓慢减停激素。原方加防风 15g，取玉屏风散之意，益气固表，防止外邪入侵。继服。

三诊：无乏力、出血，舌质红稍胖、舌苔黄、脉细弱。血常规：白细胞 6.7$\times 10^9$/L，血红蛋白 145g/L，血小板 59$\times 10^9$/L。减水牛角，因目前无出血，血小板计数较前明显上升，水牛角性寒凉，长期服用恐损伤阳气。

处方：

炙黄芪 30g　当　归 12g　白　芍 12g　熟地黄 15g
女贞子 12g　旱莲草 15g　茜　草 15g　紫　草 15g
卷　柏 15g　土大黄 15g　锁　阳 15g　茯　苓 15g
太子参 15g　炒白术 12g　防　风 15g　生甘草 15g

水煎服，日 1 剂。

此患者经 1 年余治疗，血小板升至正常，未复发，后周老间断予以益气健脾固表方药口服，以鼓舞正气，抗邪于外。

按：本例原发免疫性血小板减少症辨为气阴两虚，兼有阳气虚损之证，治以益气养阴兼以温阳益肾，收效甚佳。具体治疗中该病患者常病情反复，血小板波动，临床见反复皮肤黏膜出血，或鼻、牙龈出血，周老临证治疗时常加紫草、卷柏、水牛角，以清热解毒、凉血止血，其意一在于清热凉血以止血，二在于预防出血。血小板上升至安全水平后，周老斟酌减寒凉药物之量，以利于患者长期服用及阳气回升。

第五节　过敏性紫癜

一、医案一

刘某，男，13岁。1989年4月10日初诊。

患者因感冒发热，双下肢紫癜1周来诊。

初诊：患者1周前因感冒发热、咽痛，随之出现下肢紫癜，逐日加重，稍痒，伴关节疼痛，大便干，尿色深。自觉咽痛、关节痛。血常规：血红蛋白135g/L，白细胞13×10^9/L，中性粒细胞80%，淋巴细胞10%，单核细胞2%，嗜酸性粒细胞2%。尿蛋白（+）。大便未找到虫卵。体温37.8℃。查体：咽部充血，双侧扁桃体Ⅱ度肿大，有少许分泌物，关节无红肿，上肢少许紫癜，双下肢紫癜满布，大小不一，压不褪色，呈对称分布，踝关节部较多，无凹陷性水肿。舌质淡红，舌苔黄，脉象稍数。

诊断：紫癜风（过敏性紫癜复合型）。

辨证：热毒入血，迫血妄行。

治法：清热解毒，凉血止血。

处方：周氏凉血解毒汤加减。

金银花15g	连　翘12g	板蓝根20g	生地黄20g
赤　芍12g	丹　皮10g	女贞子15g	旱莲草15g

紫　草20g　白茅根30g　仙鹤草30g　水牛角10g（先煎）
生甘草20g　羌　活10g　独　活10g　熟地黄15g
何首乌12g　枸杞子15g

水煎服，日1剂。

二诊：服药5天后发热消失，紫癜颜色转淡，仍有新鲜紫癜。治疗两周后，关节疼痛消失，紫癜消失近一半，血常规恢复正常，尿蛋白（+）。原方略作加减续服38剂后紫癜完全消失，尿常规检查正常。巩固治疗半月后停药观察，3个月后随访复查，未见复发。

按：本例过敏性紫癜复合型证属热毒入血、迫血妄行，治以清热解毒、凉血止血，获良效。本病为外感热毒之邪，入血伤络，迫血妄行，出现紫癜。治疗用清热解毒，凉血止血法。方中前三味及生甘草清热解毒，中九味凉血止血。因关节痛加羌活、独活祛风散湿。又因肾炎加熟地黄、何首乌、枸杞子以滋阴补肾，最终治愈。

周氏凉血解毒汤组成：金银花、连翘、栀子、黄芩、土茯苓、生地黄、赤芍、丹皮、女贞子、旱莲草、紫草、白茅根、仙鹤草、生甘草、大枣、水牛角。功能：清热解毒，凉血止血。主治：过敏性紫癜和血热型原发免疫性血小板减少症。方解：紫癜急性型者多由外感热邪，热伤血络，迫血妄行所致，治以清热解毒、凉血止血。方中前五味清热解毒以治病因，地、芍、丹、三草、茅根有凉血止血之功。甘草、大枣健脾益气，可以摄血止血；女贞养阴，有壮水制火之意；加入水牛角以增强清热解毒，凉血止血之力。

方歌：周氏凉血解毒汤，治疗紫癜真恰当；
银翘栀芩土茯苓，清热解毒互助帮；
地芍丹茅加三草，凉血止血妙非常；
女贞养阴角凉血，草枣加入效益彰。

二、医案二

谷某，女，36岁。2006年1月19日初诊。

发现皮肤出血点伴尿蛋白（+++）1个月余。

初诊： 患者于1个月前外感后出现皮肤紫癜，反复出现，尿常规为尿蛋白（+++），当地医院予泼尼松（强的松）30mg/d，维生素C，0.2g/次，3次/日，口服。目前受风即有新的皮肤紫癜。舌质红，舌苔黄，脉弦细。尿常规：尿红细胞（+++），尿蛋白（+++），高倍镜检显示10~12个红细胞/视野。

诊断： 血证（过敏性紫癜，过敏性紫癜肾炎）。

辨证： 气阴两虚，风热入营。

治法： 祛风清热，凉血止血。

处方： 玉屏风散合二至丸加减。

生黄芪30g　防　风12g　白　术12g　当　归12g
金银花20g　连　翘15g　生　地12g　赤　芍10g
白鲜皮12g　地肤子12g　板蓝根20g　水牛角15g（先煎）
生甘草30g

水煎服，日1剂。

二诊： 服药7剂后来诊，紫癜消失，舌质淡红，舌苔薄白，脉弦细。尿常规：尿红细胞（+++），尿蛋白（+）。诊为气阴两虚、营分热盛。此为病情顽固，风热较盛，风热下行，加强清热利尿作用。

处方：

生黄芪30g　防　风12g　白　术12g　当　归12g
金银花20g　连　翘15g　生地黄12g　赤　芍10g
白鲜皮12g　地肤子12g　板蓝根20g　水牛角15g（先煎）
生甘草30g　紫　草15g　白茅根20g　益母草15g

水煎服，日1剂。

服药14剂，尿蛋白消失，原方略作增减，继续服药月余。病情稳定。

按： 本患者为过敏性紫癜、过敏性紫癜肾炎，证属气阴两虚、风热入营，治以益气养阴、祛风解毒清热收敛。风热外感，侵入营血，伤及气阴，阴虚内热迫血妄行，故有紫癜；热毒循经下行，伤及下焦脉络，故有尿血。治宜祛风清热、凉血止血，结合玉屏风散固表防寒，以防外邪反复入侵，引起复发。

第六节　多发性骨髓瘤

一、医案一

王某，男，47 岁。1986 年 11 月 19 日初诊。

初诊：患者因头晕乏力，伴骨痛 1 个月余，于 1986 年 11 月 19 日入西苑医院治疗。入院时患者自觉头晕乏力、心悸、全身骨痛，面色少华、眠差、口唇指甲淡红，舌质淡红、苔黄稍厚，脉沉细。血常规：白细胞 3.2×10^9/L，血红蛋白 59g/L，血小板 20×10^9/L。尿常规：尿蛋白（+++）；白细胞 0～1；颗粒管型 0～1。血沉 148mm/h。蛋白电泳：白蛋白 48.2%，$L_1$2.2%，$L_2$5.9%。骨髓穿刺：骨髓增生活跃，浆细胞比例明显增高，原幼浆细胞占 51.8%，原浆细胞可见 1～2 个清晰核仁，部分幼浆细胞亦可见模糊核仁，核染色质细致，双核浆细胞可见，成熟红细胞呈缗钱状排列。头颅 X 线片示：枕骨部位见少许不规则虫蚀样骨密度减低。

诊断：多发性骨髓瘤。

辨证：气阴两虚，瘀邪内蕴。

治法：入院后给予中西医综合治疗，先后予以化疗 CP 方案 2 个疗程，改良 M2 方案 2 个疗程，M3 方案 3 个疗程，同时配合中药益气补髓、活血化瘀，间断输血支持，予以丙种球蛋白、干扰素、司坦唑醇治疗。

处方：

党　参 20g　炒白术 20g　茯　苓 10g　炙黄芪 20g
当　归 10g　郁　金 12g　熟地黄 20g　川　芎 8g
枸杞子 15g　女贞子 15g　肉苁蓉 15g　丹　参 20g
赤　芍 10g　白　芍 10g

水煎服，日 1 剂。

经 5 个月治疗，患者自觉症状全部消失，蛋白转阴，血沉下降，血红蛋白值上升，尿中管型消失，β_2 微球蛋白下降。复查骨髓穿刺：原幼浆细胞占 2.75%。血沉 7mm/h。蛋白电泳：白蛋白 61.9%，$L_1$3.5%，$L_2$7.7%，尿蛋白消失。缓解出院。

按：目前多发性骨髓瘤的治疗以化疗为主要手段，由于本病瘤细胞会大量产生单克隆无免疫能力的异常免疫球蛋白，使正常免疫球蛋白合成减少，加之化疗对正常细胞的杀伤，致使患者抵抗力下降，临床上易发多种感染。根据本病的病因病机和临床表现，辨证与辨病相结合，考虑本例患者气阴两虚为病之本，瘀邪内蕴为病之标，前者为正虚本虚，后者为邪实标实，故选用化疗祛其邪实，而以中药益气养阴补髓治其本虚，中西医结合，各尽其能，使患者在治疗期间虽然免疫球蛋白低于正常，甚至中性粒细胞缺乏时，仍不会或尽量少地出现感染，说明在化疗同时加用中药益气养阴以扶正，可提高机体免疫力，防止继发感染。

二、医案二

刘某，男，49 岁。2003 年 11 月 11 日初诊。

初诊：患者 2002 年 11 月于外院诊断为骨髓瘤 IgA 型，予以 5 个疗程化疗加干扰素治疗，骨髓浆细胞维持在 5% ~8%，伴有骨质破坏，肌酐 126mmol/L。现患者自觉乏力、盗汗、心悸，眠差，大便干，舌红、苔薄白，脉细。血常规：白细胞 3.65×10^9/L，血红蛋白 119g/L，血小板 159×10^9/L。

诊断：多发性骨髓瘤。

辨证：肝肾阴虚，毒瘀阻滞。

治法：滋阴补肾，解毒化瘀。

处方：

玄　参 15g	麦　冬 15g	沙　参 15g	灵　芝 15g
枸杞子 15g	制首乌 15g	炙黄芪 30g	当　归 15g
白　芍 12g	骨碎补 15g	补骨脂 15g	白　英 15g
土茯苓 15g	龙　葵 20g	生地黄 15g	熟地黄 15g

白花蛇舌草20g

水煎服，日1剂。

二诊：2004年1月12日。患者乏力症状明显改善，眠差，多梦，舌红、苔薄白，脉细。目前继用干扰素300万IU每周3次，骨髓穿刺：骨髓瘤细胞2.5%。蛋白免疫固定电泳：IgA 12.78g/L。血常规：白细胞3.96×10^9/L，血红蛋白123g/L，血小板151×10^9/L。患者前期盗汗等阴虚症状减轻，故治疗上应转移到补肾填精这一根本上来，以补肾填精、化瘀解毒为治疗法则，再加酸枣仁、夜交藤养血安神。

处方：

炙黄芪30g	当归15g	白芍12g	熟地黄15g
虎杖15g	丹参15g	鸡血藤15g	制首乌15g
骨碎补15g	补骨脂15g	酸枣仁20g	生牡蛎30g（先煎）
夜交藤15g	白英15g	土茯苓15g	龙葵20g
白花蛇舌草20g			

水煎服，日1剂。

三诊：2005年3月22日。患者诉心悸、乏力、眠差，便调，舌红、苔薄白，脉细数。蛋白免疫固定电泳：IgA 14.8g/L，LAMD轻链（λ轻链）增高，β_2微球蛋白增高。血常规：白细胞3.96×10^9/L，血红蛋白131g/L，血小板139×10^9/L。加山萸肉以补肾填精，予四君子汤以健脾益气生血，加蛇莓以清热解毒、活血散瘀、消肿止痛。

处方：

炙黄芪30g	当归15g	白芍12g	熟地黄15g
山萸肉15g	制首乌15g	丹参15g	鸡血藤15g
虎杖15g	骨碎补15g	补骨脂15g	太子参15g
炒白术12g	土茯苓15g	白英15g	龙葵20g
蛇莓12g	白花蛇舌草20g		

水煎服，日1剂。

四诊：2005年5月25日。患者无不适症状，舌红、苔薄白，脉细数。骨髓穿刺：骨髓瘤细胞6.5%。蛋白免疫固定电泳：IgA 12.4g/L。血常规：白细胞4.2×10^9/L，血红蛋白125g/L，血小板131×10^9/L。

前方加女贞子、旱莲草滋阴补肾生血，继续予以土茯苓、白英、龙葵、白花蛇舌草解毒抗癌。

处方：

炙黄芪30g	当 归15g	熟地黄15g	山萸肉12g
女贞子12g	旱莲草15g	制首乌15g	虎 杖15g
骨碎补15g	补骨脂15g	灵 芝15g	土茯苓15g
白 英15g	龙 葵20g	蛇 莓12g	白花蛇舌草20g

水煎服，日1剂。

五诊：2009年8月13日。患者无明显不适，舌红、苔薄白，脉细数。近期复查骨髓穿刺：骨髓瘤细胞5%。蛋白免疫固定电泳：IgA 8.65g/L。血常规：白细胞 $5.2\times10^{9}/L$，血红蛋白133g/L，血小板 $160\times10^{9}/L$。

处方：

炙黄芪30g	当 归15g	山萸肉12g	生地黄12g
熟地黄12g	制首乌15g	丹 参12g	鸡血藤12g
莪 术15g	骨碎补15g	补骨脂15g	白 英15g
土茯苓15g	龙 葵20g	炙甘草15g	

六诊：2015年1月10日。目前无明显不适，舌红、苔薄白，脉细数。2014年12月12日首都医科大学附属朝阳医院复查，蛋白免疫固定电泳：IgG 5.52g/L，IgA 8.58g/L，IgM 0.217g/L，IgE 0.06g/L；κ轻链4.41g/L；λ轻链6.59g/L。虽单克隆免疫球蛋白即M成分持续存在，但近几年未见明显变化。生化检查：血清总蛋白（TP）84.7g/L；球蛋白42.6g/L。血常规：白细胞 $4.43\times10^{9}/L$，血红蛋白146g/L，血小板 $160\times10^{9}/L$。

处方：

炙黄芪30g	防 风12g	炒白术12g	当 归12g
白 芍12g	山萸肉15g	枸杞子15g	太子参15g
茯 苓15g	骨碎补15g	补骨脂15g	白 英15g
土茯苓15g	龙 葵20g	白花蛇舌草20g	

此患者西医化疗后10余年一直在周老门诊进行中医治疗，没有复发，血象正常。

三、医案三

李某，男，58 岁。2012 年 1 月 13 日初诊。

初诊： 患者 1 年前因贫血，经外院诊断为多发性骨髓瘤，血红蛋白 96g/L，肌酐 136mmol/L，4 个疗程化疗后，予以自体干细胞移植。就诊时血常规：白细胞 5.9×10^9/L，血红蛋白 136g/L，血小板 180×10^9/L。肌酐 89mmol/L。患者现无明显乏力，舌红、苔薄白，脉细弱。

诊断： 多发性骨髓瘤。

辨证： 肾精亏虚，毒瘀阻滞。

治法： 益肾生血，解毒化瘀。

处方：

炙黄芪 30g	当　归 12g	白　芍 12g	熟地黄 15g
女贞子 12g	旱莲草 15g	骨碎补 15g	补骨脂 15g
紫河车 15g	太子参 15g	炒白术 12g	土茯苓 15g
龙　葵 20g	灵　芝 15g	虎　杖 15g	白花蛇舌草 20g

水煎服，日 1 剂。

二诊： 2014 年 5 月 20 日。无明显乏力。骨髓穿刺：增生活跃，骨髓瘤细胞 3.5%。蛋白免疫固定电泳：M 成分为 IgG。血常规：白细胞 6.7×10^9/L，血红蛋白 147g/L，血小板 158×10^9/L；血肌酐正常。治以益肾生血，解毒化瘀。前方基础上减紫河车、虎杖，加制首乌、山萸肉，以补肾填精。

处方：

炙黄芪 30g	当　归 12g	白　芍 12g	熟地黄 15g
女贞子 12g	旱莲草 15g	制首乌 15g	山萸肉 15g
骨碎补 15g	补骨脂 15g	太子参 15g	炒白术 12g
土茯苓 15g	龙　葵 20g	灵　芝 15g	白花蛇舌草 20g

此患者定期于周老门诊调理，血象维持正常，血肌酐也保持在正常范围内，生活如常。

四、诊治多发性骨髓瘤思路

多发性骨髓瘤多累及老年之体，此时肾气已衰，故肾虚为本病之本，毒邪外侵为标，治以补肾培本、解毒抗癌，标本兼顾。本病的邪毒专攻肾脏，累及肝脏，肾主骨生髓，邪毒深伏肾、骨髓，精血内耗，气血亏虚；邪毒伏髓，毒瘀阻滞，经脉不通，以致骨痛；或瘀毒互结较重，难以散化，积聚成肿，见局部肿块。此病邪毒深居于骨髓，难以逐除。治疗上益肾生血与解毒化瘀兼顾。周老治疗多发性骨髓瘤基础方如下。

组成：

炙黄芪 30g	当　归 15g	山萸肉 12g	蛇　莓 12g
制首乌 15g	丹　参 12g	鸡血藤 12g	莪　术 15g
骨碎补 15g	补骨脂 15g	白　英 15g	土茯苓 15g
龙　葵 20g	生地黄 12g	熟地黄 12g	白花蛇舌草 20g

方中炙黄芪、当归、生地黄、熟地黄、山萸肉、制首乌补肾填精、益气生血；丹参、鸡血藤、莪术活血祛瘀消肿。补骨脂、骨碎补强壮筋骨，补骨脂补肾助阳见长，骨碎补为补接伤碎要药，配合后补肾强壮筋骨，疗肾虚骨痛。周老用补骨脂配骨碎补治疗多发性骨髓瘤肾虚骨痛，预防和治疗多发性骨髓瘤引起的骨质破坏及骨痛。白英、土茯苓、龙葵、白花蛇舌草、蛇莓解毒化瘀抗癌。全方标本兼顾，起到补肾生血、解毒抗癌功效。具体临证时，贫血重者，加紫河车、阿胶，补肾益精、益气养血；肝肾阴虚明显者，加女贞子、旱莲草滋阴补肾生血。多发性骨髓瘤患者容易感染、发热或并发肺炎，在治疗上，周老予玉屏风散以益气固表、防止感染，发热咽痛者加金银花、连翘，气虚明显者加用四君子汤以益气养血，药用太子参、炒白术、茯苓、炙甘草。

第七节　骨髓增生异常综合征

一、医案一

赵某，男，62岁。2009年7月20日初诊。

初诊：患者因三系减少1个月余，就诊于北京陆道培医院，经骨髓穿刺诊断为骨髓增生异常综合征－难治性贫血，曾服用沙利度胺、氨肽素，近期间断牙龈出血，目前口服司坦唑醇2mg，每日3次。血常规：白细胞$2.3\times10^9/L$，血红蛋白66g/L，血小板$9\times10^9/L$。患者现面色少华，乏力，活动后心慌，余无明显不适。

诊断： 骨髓增生异常综合征。

辨证： 肾精亏虚，气不摄血。

治法： 益肾填精，健脾益气，兼以凉血止血。

处方： 五补汤加减。

炙黄芪30g　当　归12g　锁　阳15g　山萸肉15g
女贞子12g　旱莲草15g　阿胶珠15g　紫河车15g
太子参15g　炒白术12g　茯　苓15g　虎　杖15g
紫　草15g　卷　柏15g　仙鹤草20g　菟丝子15g
生地黄15g　熟地黄15g

水煎服，日1剂。

二诊： 2009年9月3日。患者仍间断牙龈出血，乏力，活动后心悸，舌红、苔少，脉细。血常规：白细胞$2.78\times10^9/L$，血红蛋白68g/L，血小板$11\times10^9/L$。继服司坦唑醇2mg，每日3次。上方基础上减去菟丝子、锁阳、生地黄，恐补阳助火动血，加水牛角15g，大蓟、小蓟各12g以凉血止血。

三诊： 2009年12月24日。患者近期无牙龈出血，仍轻度乏力，活动后心悸，舌红、苔少，脉细。血常规：白细胞$3.39\times10^9/L$，血红蛋白66g/L，血小板$26\times10^9/L$。血小板计数较前有所上升，患者服用司坦唑醇过程中转氨酶轻度升高，改为十一酸睾酮（安特尔）40mg，每日3次，葡醛内酯护肝。患者出血症状既有改善，治疗方针应回到补肾填精主思路上，减去过于寒凉之品，即水牛角、仙鹤草、大蓟、小蓟，恐伤仅存之阳。

处方：

炙黄芪30g　当　归12g　熟地黄15g　山萸肉15g
女贞子12g　旱莲草15g　阿胶珠15g　紫河车15g
太子参15g　炒白术12g　茯　苓15g　虎　杖15g

紫　草15g　　卷　柏15g　　菟丝子15g　　锁　阳15g

水煎服，日1剂。

四诊：2010年9月9日。无乏力、心悸，舌红、苔少，脉细。血象明显上升，血常规：白细胞$3.84\times10^9/L$，血红蛋白131g/L，血小板$33\times10^9/L$。前方基础上加茜草以凉血止血，提升血小板。

处方：

炙黄芪30g　　当　归12g　　白　芍12g　　熟地黄15g

女贞子12g　　旱莲草15g　　虎　杖15g　　阿胶珠15g

太子参15g　　紫　草15g　　卷　柏15g　　茜　草15g

土大黄15g　　菟丝子15g　　巴戟天12g　　锁　阳15g

水煎服，日1剂。

此患者2013年2月血象恢复正常，血常规：白细胞$6.15\times10^9/L$，血红蛋白177g/L，血小板$102\times10^9/L$。随诊至今，服用周老方药调理，血象一直正常，未有病情反复，生活如常。截至2015年底，患者生存期已6年，且患者生存质量显著提升。

二、医案二

吴某，女，88岁。2012年3月12日初诊。

初诊：患者全血细胞减少半年，当时血常规：白细胞$2.3\times10^9/L$，血红蛋白75g/L，血小板$30\times10^9/L$。骨髓穿刺：增生低下，粒红系见病态造血。染色体：47，XX，+8［6］/46，XX［14］。*WT*1/*ABL*基因：11.3%。诊断为骨髓增生异常综合征。予以氨肽素、十一酸睾酮治疗。现患者自觉乏力，活动后心悸，咳嗽，少量黄痰，舌红、苔薄黄，脉细滑。

诊断：骨髓增生异常综合征。

辨证：肝肾精亏，气血不足。

治法：滋阴补肾，益气养血。

处方：

炙黄芪30g　　当　归12g　　白　芍12g　　熟地黄15g

女贞子12g　　旱莲草15g　　太子参15g　　炒白术15g

茯　苓 15g　紫　草 15g　卷　柏 15g　土大黄 15g

桑白皮 12g　黄　芩 12g　杏　仁 12g　阿　胶 15g（烊化）

水煎服，日 1 剂。同时继续予以十一酸睾酮 80mg，每日 2 次。

二诊：2014 年 5 月 27 日。患者乏力、心悸症状明显改善，血象上升，目前血常规：白细胞 $3.7 \times 10^9/L$，血红蛋白 90g/L，血小板 $74 \times 10^9/L$；*WT1/ABL* 基因：7.8%。继续以补肾填精、益气生血为治法。

处方：

炙黄芪 30g　当　归 12g　白　芍 12g　熟地黄 15g

女贞子 12g　旱莲草 15g　山萸肉 15g　制首乌 15g

太子参 15g　炒白术 15g　茯　苓 15g　土大黄 15g

巴戟天 15g　锁　阳 15g　紫　草 15g　卷　柏 15g

水煎服，日 1 剂。

三、诊治骨髓增生异常综合征思路

骨髓增生异常综合征为异质性疾病。根据病情，低危组患者以正气亏损为主，邪毒表现轻，高危组患者邪毒内扰表现较重。

治疗低危组患者时，重点应放在补肾填精、益气生血上，适当加盐杜仲、龙葵、白花蛇舌草、白英等解毒化瘀之品。临证治疗时在五补汤基础上，阳虚甚者，予巴戟天、淫羊藿、锁阳以补阳，出血症状重者，在紫草、卷柏基础上加水牛角、茜草、侧柏炭、生地榆以凉血止血。具体根据出血部位，胃出血可用白及、三七粉调服，或用石膏、知母、大黄、黄连；牙龈出血可用 1% 明矾水，或五倍子、地骨皮各 30g 煎水含漱；尿血药用大蓟、小蓟、白茅根、藕节、紫草；皮肤出血加水牛角、生地黄等。整个治疗过程中以补肾填精为主要法则，要注意寒凉、温燥之品对肾精的耗损，不宜久用。